기적의 곽사 따라 하기
<얼굴 편>

송사월 지음

송사월

몸을 바꾸는 '순환 루틴'을 강조한 다이어트, 특히 자신만의 괄사 관리법으로 유명하다. 실제로 크게 감량했던 다이어트 경험을 바탕으로, 여러 시행착오를 극복하고 알아낸 '건강하고 아름답게 살 뺄 수 있는 방법'을 괄사는 물론, 운동부터 레시피까지 자세하게 소개하며 20만 팔로어의 생활 습관 교정 및 다이어트를 돕고 있다. 요가인요가아카데미(Sky Yoga Kula Certificate, SKY-HATHA Regular 프로그램 트레이너 과정, 2013. 11. 23~12. 1) 과정, 스포츠테이핑 1급 자격증(한국레저안전협회 키네시오테이핑 과정, 2016. 4. 15)을 포함해 총 11가지 필라테스 및 요가 등 운동 관련 자격증과 과정을 수료했다. 세계 3대 요리 학교 중 하나인 CIA(The Culinary Institute of America)를 졸업한 셰프이기도 한 그녀는 다이어트 집밥 레시피를 담은 <셰프의 가벼운 레스토랑>을 펴낸 바 있다.

기적의 괄사 따라 하기 <얼굴 편>

초판 1쇄 발행 · 2025년 8월 29일

지은이 · 송사월
발행인 · 우현진
발행처 · (주)용감한 까치
출판사 등록일 · 2017년 4월 25일
팩스 · 02)6008-8266
홈페이지 · www.bravekkachi.co.kr
이메일 · aoqnf@naver.com

기획 및 책임편집 · 우혜진
사진 촬영 · 한지승, 양영규 **사진 편집** · 박성재
마케팅 · 리자
디자인 · 백설미디어 **교정교열** · 이정현
CTP 출력 및 인쇄 · 제본 · 이든미디어

- 책값은 뒤표지에 표시되어 있습니다.
- 잘못된 책은 구입한 서점에서 바꿔드립니다.
- 이 책에 실린 모든 내용, 디자인, 이미지, 편집 구성의 저작권은 도서출판 용감한 까치와 지은이에게 있습니다. 허락 없이 복제하거나 다른 매체에 옮겨 실을 수 없습니다.

ISBN 979-11-91994-43-8(13510)

ⓒ 송사월

감성의 키움, 감정의 돌봄 용감한 까치 출판사

용감한 까치는 콘텐츠의 樂을 지향하며 일상 속 판타지를 응원합니다. 사람의 감성을 키우고 마음을 돌봐주는 다양한 즐거움과 재미를 위한 콘텐츠를 연구합니다. 우리의 오늘이 답답하지 않기를 기대하며 뻥 뚫리는 즐거움이 가득한 공감 콘텐츠를 만들어갑니다. 아날로그와 디지털의 기발한 콘텐츠 커넥션을 추구하며 활자에 기대어 위안을 얻을 수 있기를 바랍니다. 나를 가장 잘 아는 콘텐츠, 까치의 반가운 소식을 만나보세요!

CONTENT

004 프롤로그
005 4주 완성 괄사 체크표

PART 1
기적의 턱선 괄사 따라 하기

008 준비운동

010 본격 괄사
　　 · 릴리즈 & 이완
　　 · 집중 자극
　　 · 림프 흐름 유도
　　 · 순환 워밍업 운동

014 DIET UP
　　 턱선 라인 순환 &
　　 탄력 자극 루틴
　　 · 턱선 릴리즈 &
　　 림프 순환 루틴
　　 · 목 전면 자극 &
　　 턱선 탄력 루틴

020 DIET BOOSTER
　　 승모근 → 턱선 림프 순환
　　 유산소 루틴
　　 · 승모근 림프 순환 워크
　　 · 상체 림프 점핑 루틴

026 마무리 스트레칭

PART 2
기적의 귀 주변 림프 괄사 따라 하기

030 준비운동

032 본격 괄사
　　 · 릴리즈 & 이완
　　 · 집중 자극
　　 · 림프 흐름 유도
　　 · 순환 자극 운동

036 DIET UP
　　 귀 주변 림프 순환 루틴
　　 · 귀밑 림프 자극 루틴
　　 · 귀 옆 근막 자극 + 정렬 루틴

042 DIET BOOSTER
　　 귀밑 림프 순환 + 유산소 루틴
　　 · 귀밑 림프 순환 워밍업 루틴
　　 · 귀 주변 순환 점프 루틴

048 마무리 스트레칭

PART 3
기적의 관자놀이 & 두피 괄사 따라 하기

052 준비운동

054 본격 괄사
　　 · 릴리즈 & 이완
　　 · 집중 자극
　　 · 림프 흐름 유도
　　 · 순환 자극 운동

058 DIET UP
　　 관자놀이 & 두피 순환
　　 자극 루틴
　　 · 관자놀이 릴리즈 & 이완 루틴
　　 · 두피 순환 자극 & 탄력 루틴

064 DIET BOOSTER
　　 관자놀이 & 두피 순환
　　 + 유산소 루틴
　　 · 두피 림프 워크 루틴
　　 · 두피 순환 점프 루틴

070 마무리 스트레칭

PROLOG

바쁜 하루, 얼굴은 늘 가장 늦게 챙겨주는 곳이었어요.

귀 주변이 뻐근해지고 턱선이 무거워질 때쯤에야

'오늘 얼굴 근육을 한번도 풀어주지 않았구나' 하고 뒤늦게 깨닫죠.

하지만 잠시라도

귀 주변을 가볍게 쓸어주고

관자놀이를 눌러주고

턱선을 따라 림프를 흘려주는 것만으로도

얼굴 전체의 긴장이 눈에 띄게 풀립니다.

오늘부터는

거창한 마사지가 아니라

'잠깐 손이 갈 때마다 괄사로 얼굴을 깨워주는 습관'부터 만들어볼게요.

얼굴의 순환이 달라지면

표정도, 컨디션도 달라집니다.

4주 완성 괄사 체크표

| 1주차 | 적응기 | 주 3회 |

월 관자놀이 측면 이완 ⇨ 정수리 자극 ⇨ 림프 유도

수 귀 주변 귀 앞 이완 ⇨ 귀 뒤 집중 자극 ⇨ 림프 유도

금 턱선 턱밑 릴리즈 ⇨ 귀밑 림프 자극 ⇨ 목·쇄골 쓸어내림

tip. 온찜질 후 가볍게 시작하면 이완이 훨씬 빠르게 돼요.

| 2주차 | 활성화기 | 주 4회 |

월 관자놀이 / **화** 귀 주변 / **목** 턱선 / **토** 관자놀이 + 귀 주변

tip. 괄사 중 심호흡을 함께 하면 자율신경이 빠르게 안정돼요.

| 3주차 | 집중기 | 주 5회 |

월 관자놀이 / **화** 귀 주변 / **수** 턱선 / **금** 관자놀이 + 귀 주변 / **토** 귀 주변 + 턱선

tip. 괄사 후 1~2분 정도 얼굴 스트레칭을 추가하면 순환 효과 ↑

| 4주차 | 완성기 | 주 5~6회 |

월 관자놀이 + 귀 주변 / **화** 턱선 / **수** 관자놀이 / **금** 귀 주변 + 턱선 /

토 얼굴 전 영역 림프 정리(각 3~4분씩 / 관자 → 귀 주변 → 턱선 순서)

tip. 아로마 오일 + 따뜻한 수건과 함께 하면 힐링 시너지 극대화

※ 공통 팁
- 각 부위 8~12분
- 순서: 릴리즈 → 집중 자극 → 림프 방향으로 배출
- 주 1회 휴식

PART 1

기적의 턱선 괄사 따라 하기

턱선은 얼굴 윤곽에서 가장 눈에 띄는 부위 중 하나입니다. 스트레스, 잘못된 자세, 림프 정체는 턱 아래 부기를 유발하고 이중턱을 만들어 V라인을 무너뜨립니다. 이번 루틴은 뭉친 턱선과 귀밑 림프절을 자극해 얼굴 라인을 정리하고, 림프 순환을 활성화해 부기 완화와 날렵한 얼굴형을 유도합니다. '이완 → 자극 → 림프 유도 → 순환'으로 구성되어 있으며, 짧고 강력한 효과를 가져옵니다.

1 준비운동

괄사 자극 전 얼굴 림프 흐름의 중심 통로인 귀밑과 목을 열어줍니다. 따뜻한 손 또는 도구로 근막을 부드럽게 풀어주세요.

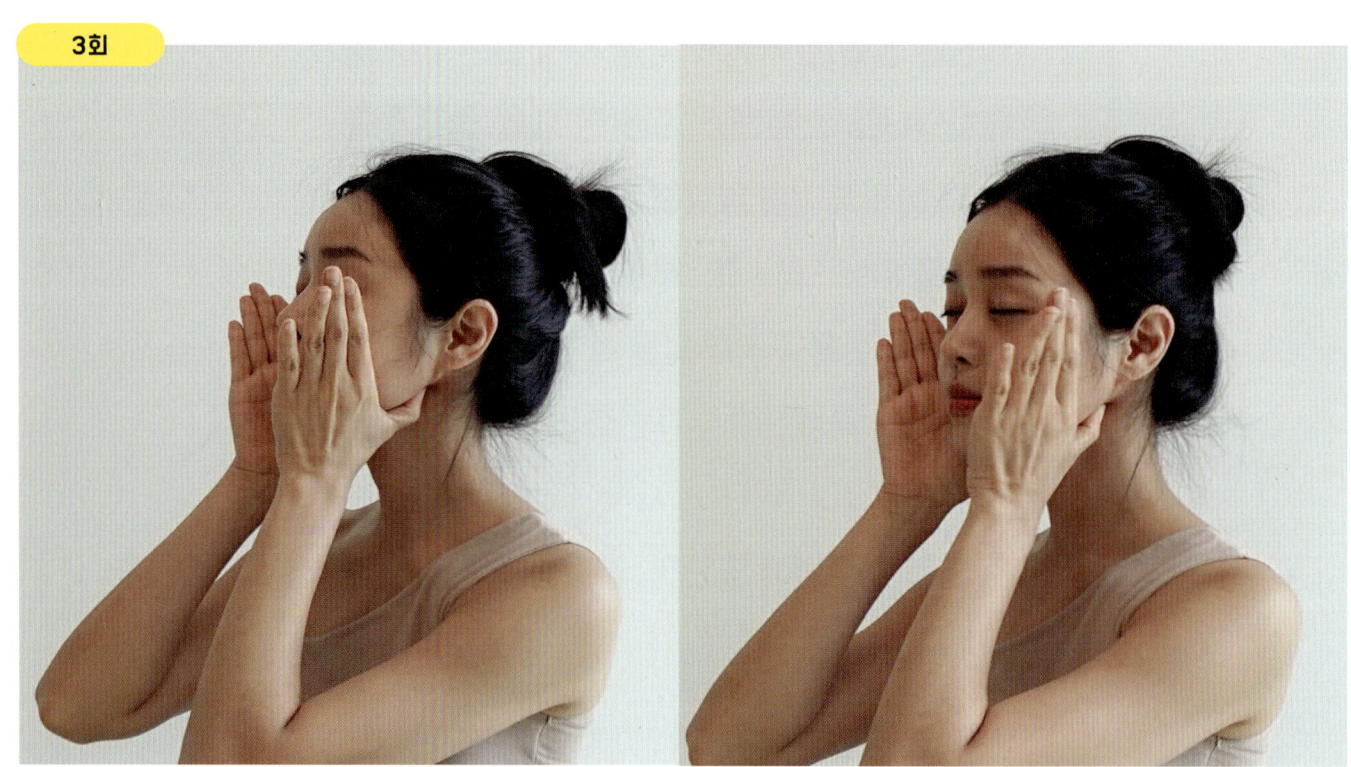

3회

01 손끝으로 귀밑과 턱밑을 10초간 지그시 눌러줍니다.

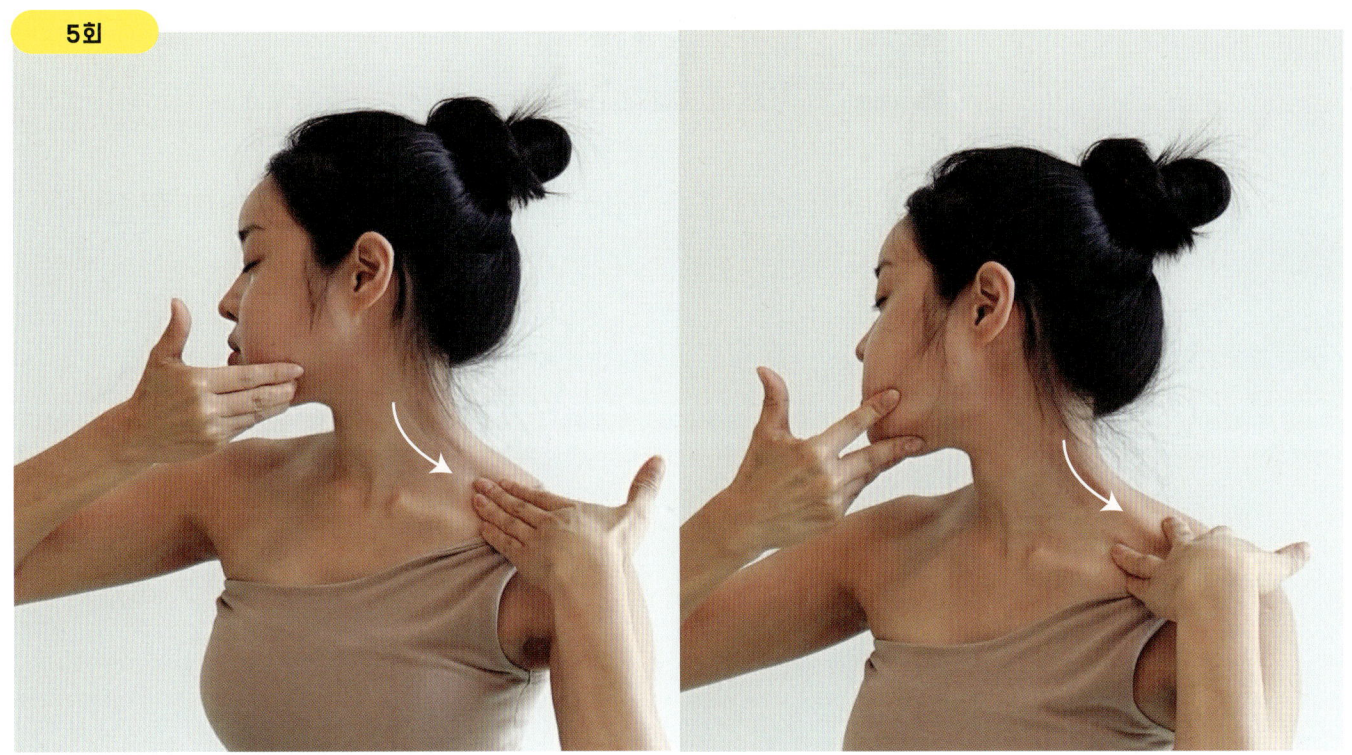

02 귀 뒤 → 쇄골을 향해 손날 또는 손가락으로 천천히 쓸어내립니다.

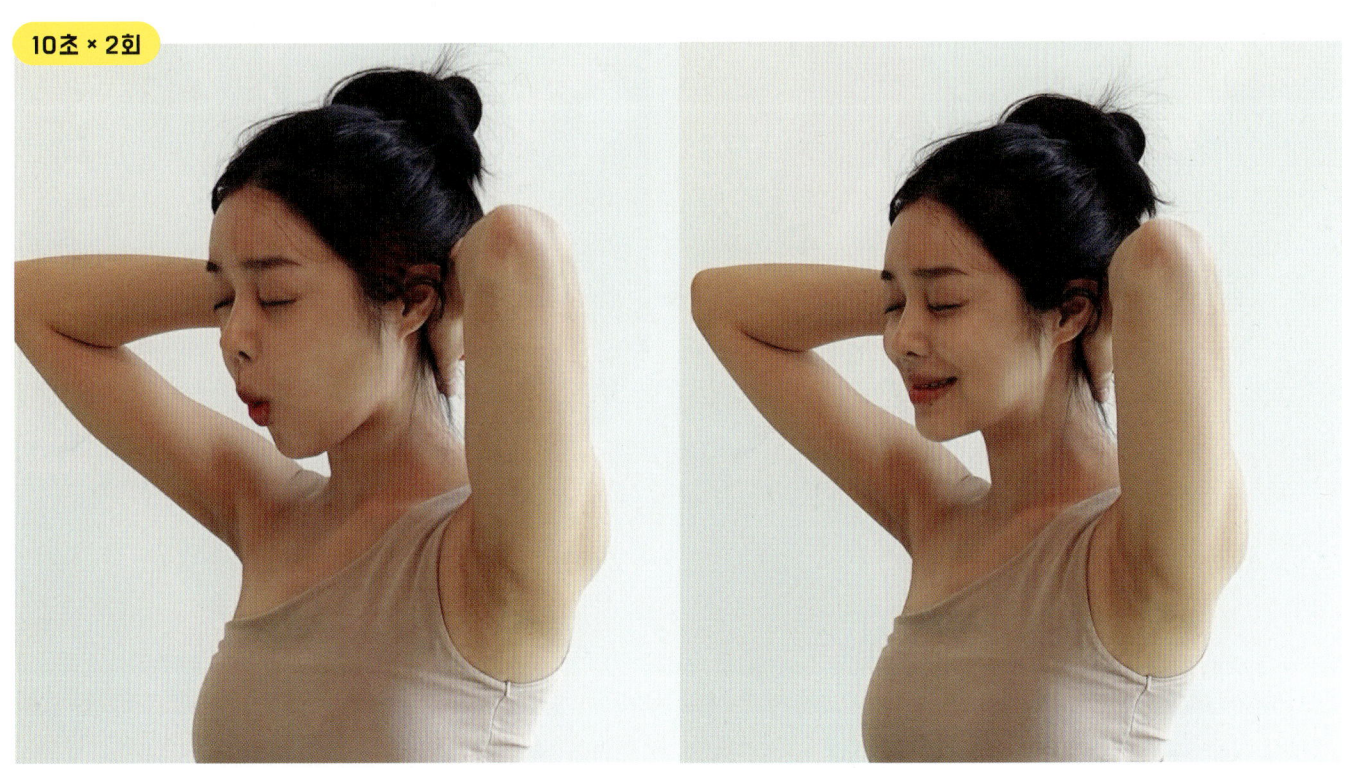

03 ❶ 입을 '오' 모양으로 만든 후, 깍지 낀 손바닥으로 후두부(머리뼈 뒷면)를 살며시 밀어 목선을 길게 늘여줍니다.
❷ 입을 '이' 모양으로 바꾼 뒤 ①의 자세를 그대로 유지하며 목선을 부드럽게 이완합니다.

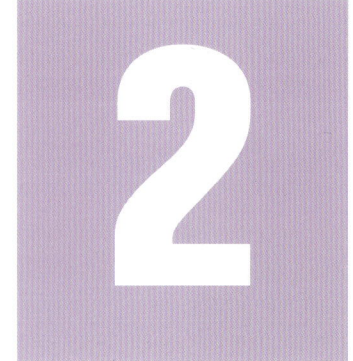

2 본격 괄사

· 권장 횟수 : 주 3~5회
· 소요 시간 : 10~15분

아침 부기 제거 또는 저녁 릴랙싱 루틴으로 활용하면 좋습니다.

01 릴리즈 & 이완

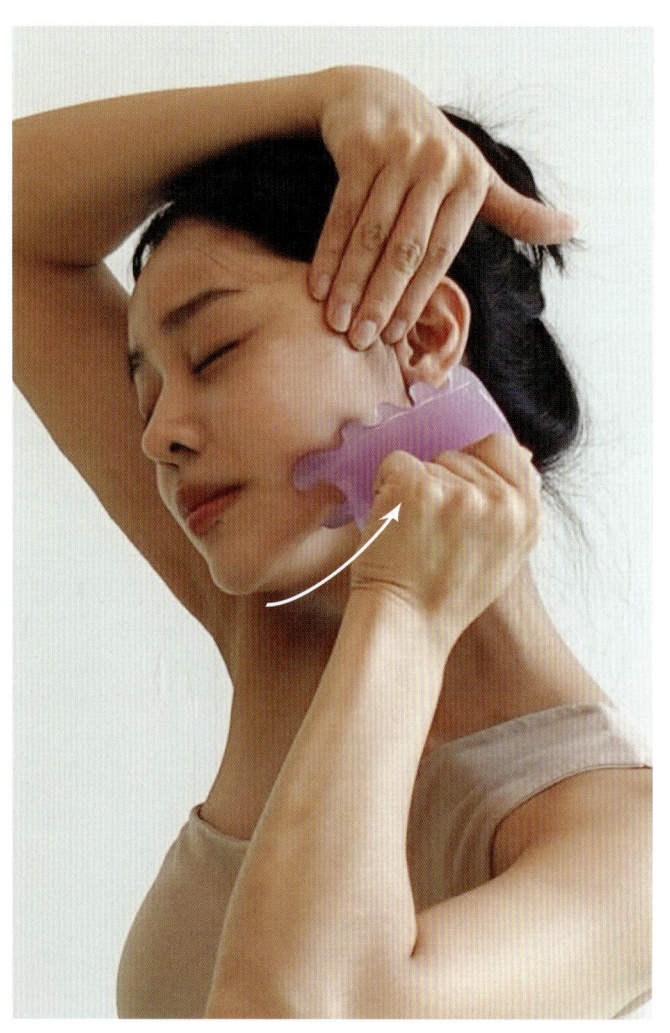
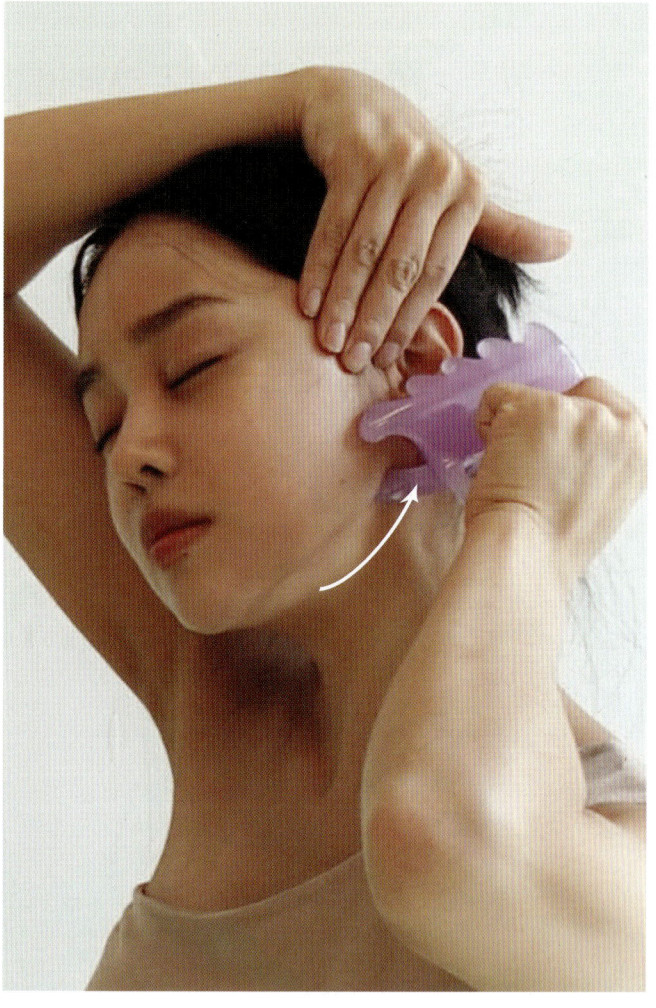

턱 중앙에서 시작해 귀밑 림프절 방향으로 가볍게 쓸어올립니다. 괄사의 홈이 턱 라인에 맞도록 밀착시키고, 힘을 주지 말고 부드럽게 5~10회 반복하세요.

효과	얼굴 부기 완화 / 이중턱 제거 / 림프 순환 개선
집중 부위	턱밑·귀밑 림프절 / 목 옆 라인
효과 극대화	냉온 타월로 턱밑 온도를 조절한 후 진행하면 효과를 높일 수 있어요.

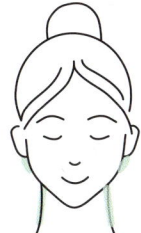 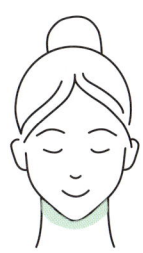

02 집중 자극

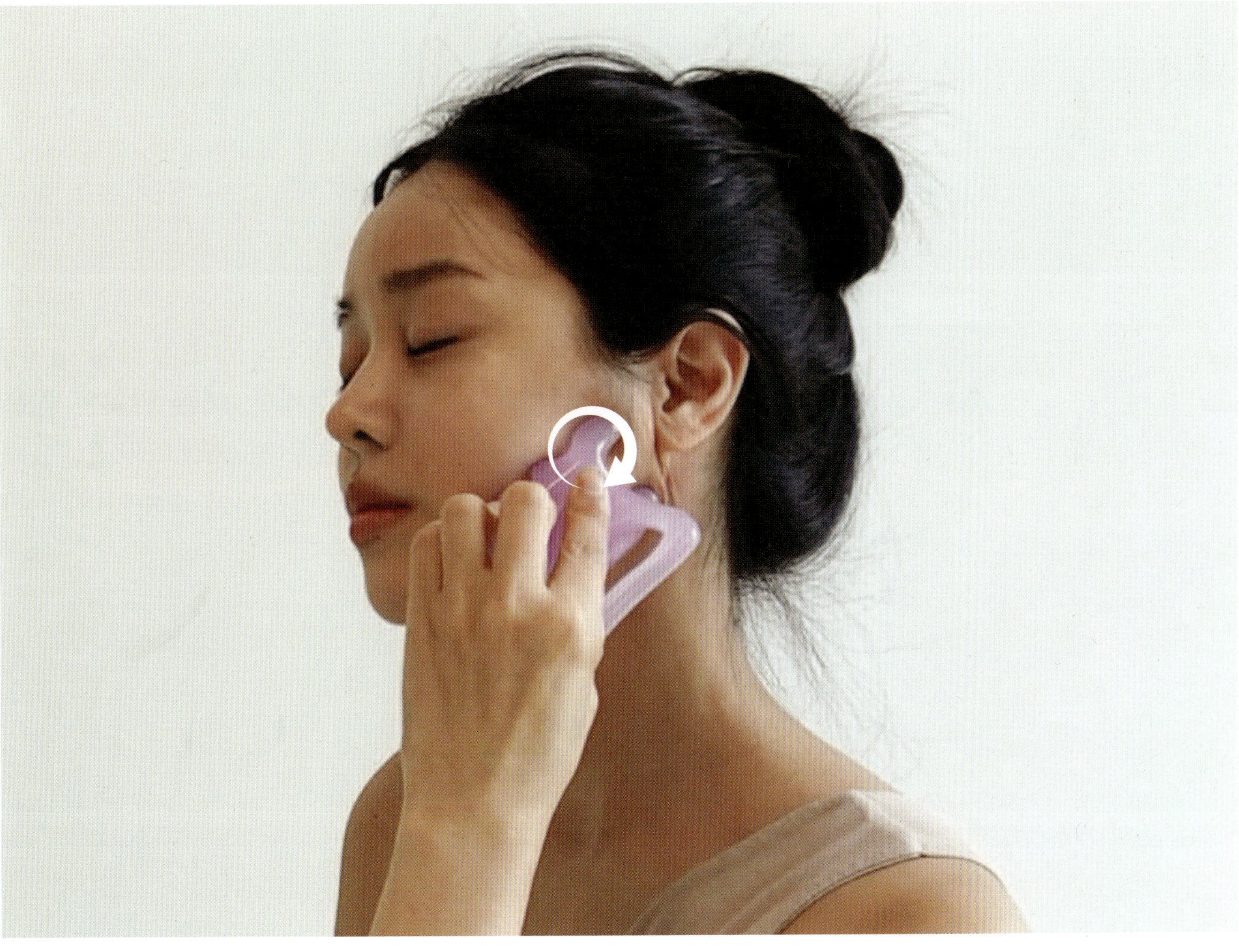

귀밑 림프절 주변을 괄사 끝부분으로 지그시 눌러주며 원을 그리듯 자극합니다. 그런 다음 턱선 아래를 괄사로 쓸어주며 림프 흐름을 깨워줍니다. 좌우 각 5회.

03 림프 흐름 유도

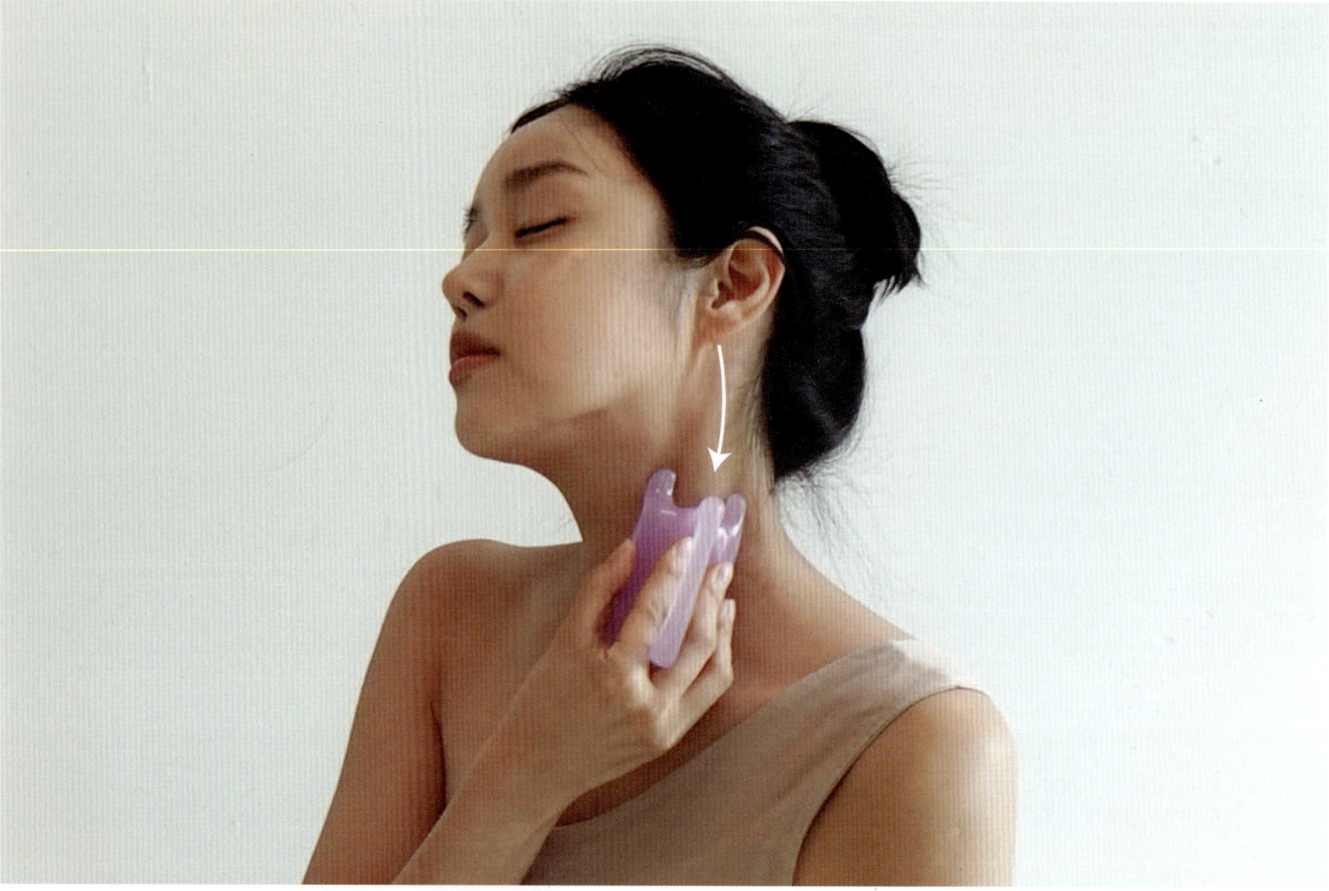

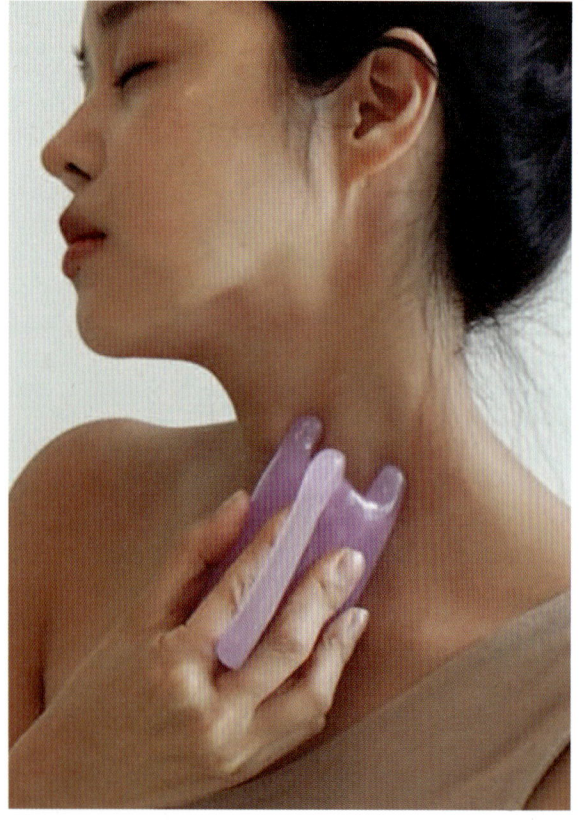

귀 아래 → 목 옆 → 쇄골 방향으로 천천히 쓸어내리며 림프가 원활히 흐르게 해주세요. 쇄골 안쪽은 림프가 모이는 배출 경로로, 부드럽게 눌러 마무리해줍니다. 속도는 느리게, 압력은 일정하게 유지합니다. 좌우 각 5회.

04 순환 워밍업 운동

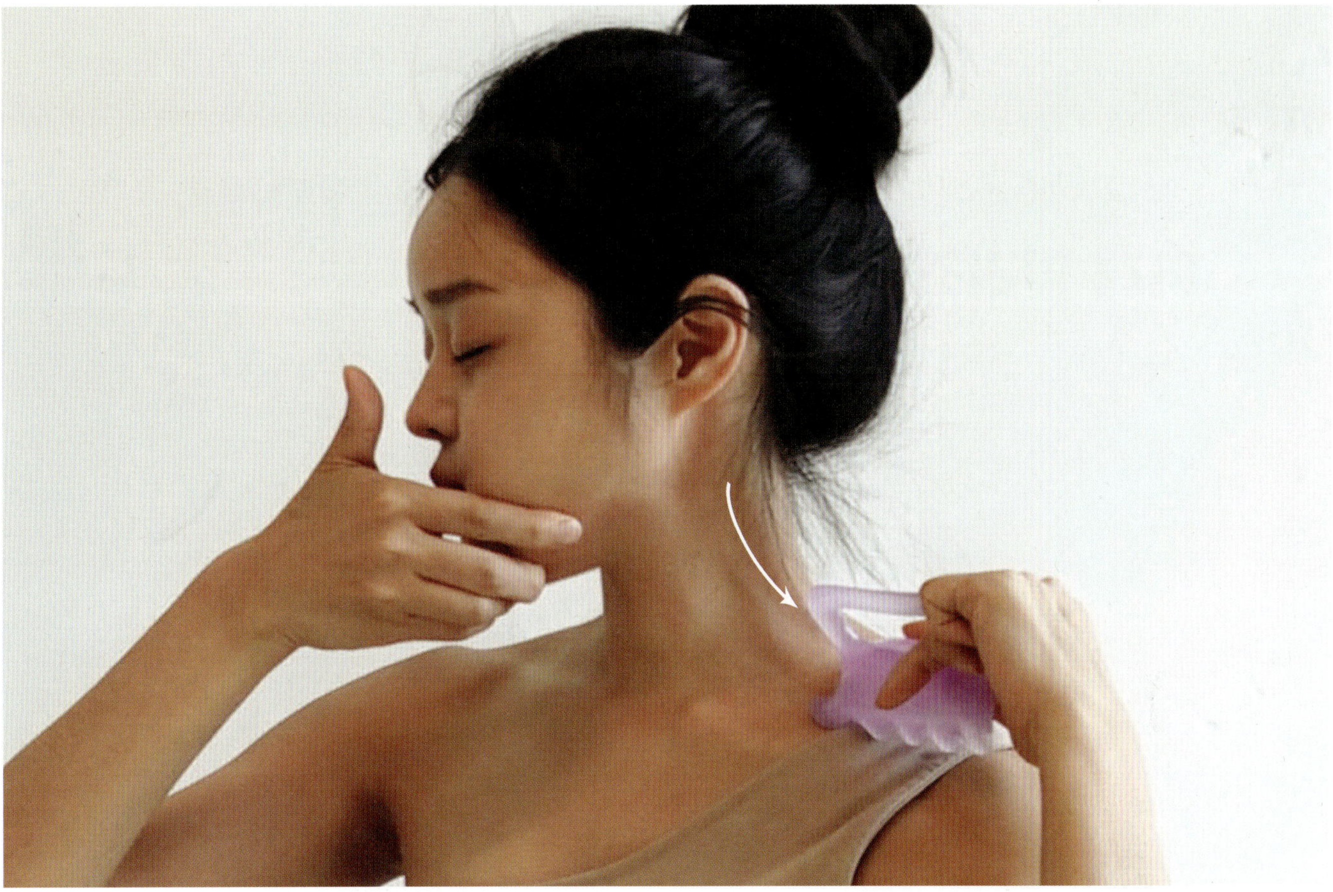

귓불 아래 림프절에서 시작해, 목선을 따라 쇄골 방향으로 부드럽게 쓸어내리세요. 림프 배출 경로를 따라 반복하면 얼굴 부기 완화와 순환 개선에 도움이 됩니다.

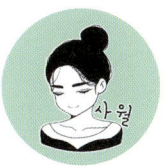

사월's 효과 부스트

냉찜질 → 온찜질 후 턱선 괄사를 하면 부기 완화 + 탄력 자극을 동시에 누릴 수 있어요. 특히 아침 루틴으로 실시하면 V라인 회복 속도 UP! 페이스 롤러와 병행 시 효과가 배가됩니다.

다이어트 업 UP

턱선 라인 순환 & 탄력 자극 루틴 ❶
턱선 릴리즈 & 림프 순환 루틴

어깨 상부의 근막 긴장 해소   목과 쇄골 주변 림프 순환 유도   승모근 주변 릴리즈로 부기, 뭉침 완화

어깨 릴리즈 서클

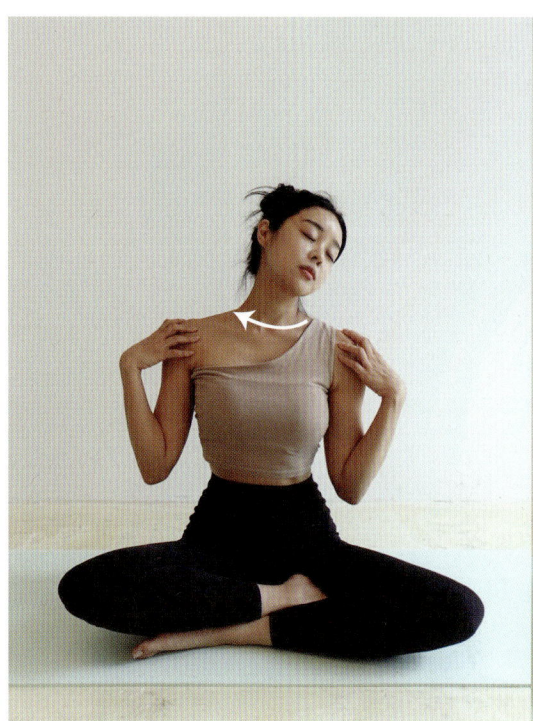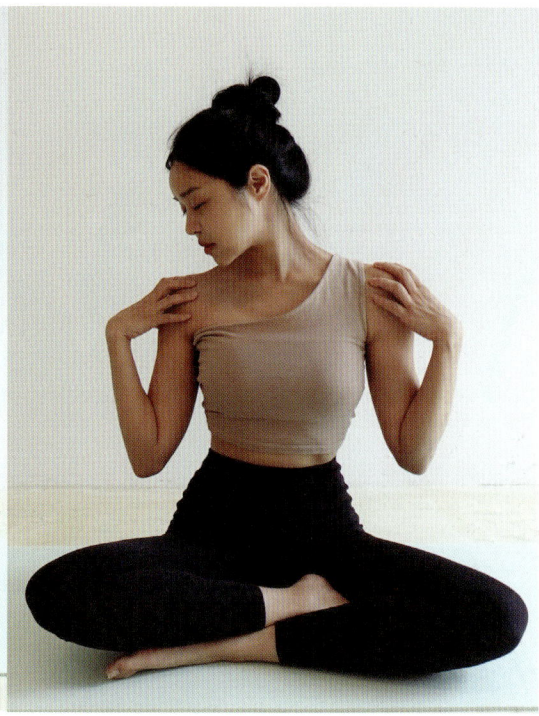

❶ 양손으로 어깨를 가볍게 감싸듯 잡고, 정면을 바라보며 편하게 앉습니다.

❷ 숨을 들이마시며 고개를 정면으로 향하고 준비합니다. 숨을 내쉬며 고개를 천천히 왼쪽으로 돌렸다가, 원을 그리듯 아래쪽으로 내려 오른쪽까지 이동시킵니다.

❸ 고개가 어깨 쪽으로 떨어지며 이완되도록, 부드러운 곡선을 그리며 움직입니다.

❹ 어깨를 누르지 않고 편안하게 잡고, 목의 긴장만 천천히 풀어줍니다.

❺ 좌우 3~5회씩 반복합니다.

point
- 고개는 힘을 빼고 늘어뜨리듯 회전합니다.
- 턱과 목에 과한 긴장 없이 자연스럽게 진행합니다.
- 어깨는 귀와 멀어지도록 내려줍니다.

림프 흐름을 따라 풀어주고, 목과 턱선을 감싸는 근육을 자극해 얼굴선을 날렵하게 가꿔주는 루틴입니다.

소요 시간 6~10분 / 난이도 하

측두하관절(TMJ) 주변 긴장 완화   이중턱 부위 림프 흐름 촉진   입 주변, 턱 라인 이완으로 부기 해소

턱 지압 릴리즈

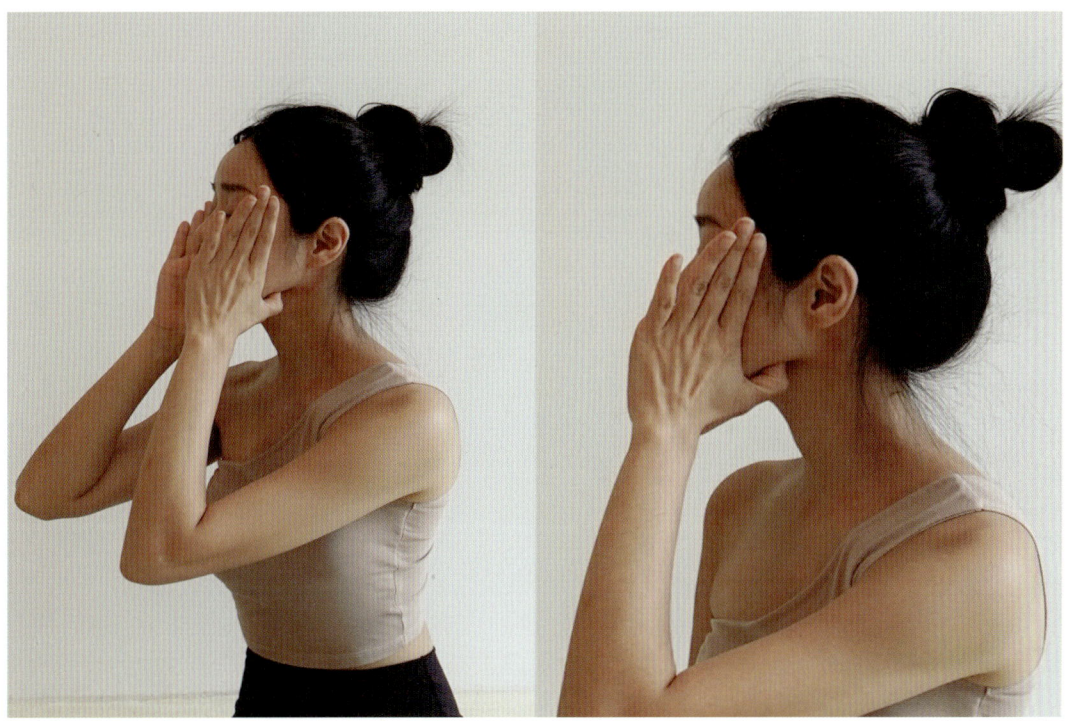

❶ 편하게 앉아 양 엄지를 턱 아래 라인(입꼬리 아래-턱 끝)에 댑니다.
❷ 숨을 들이마시며 준비하고, 내쉬면서 엄지로 턱선을 따라 꾹꾹 지압합니다.
❸ 부드럽지만 확실하게 림프가 고인 지점을 눌러줍니다.
❹ 양쪽을 번갈아 5~7회 반복합니다.

point
· 손끝이 아닌 엄지의 넓은 지문 부위로 압력을 고르게 전달합니다.
· 림프 흐름에 따라 입꼬리 아래 → 턱 끝 방향으로 지압합니다.
· 압력은 깊이 넣되, 통증 없는 강도로 진행합니다.

등 상부와 흉추 릴리즈로 림프 흐름 유도　　어깨, 쇄골, 가슴 라인까지 순환 촉진　　거북목, 굽은 어깨 완화 및 자세 정렬

폼 롤러 등 릴리즈 & 흉추 열기

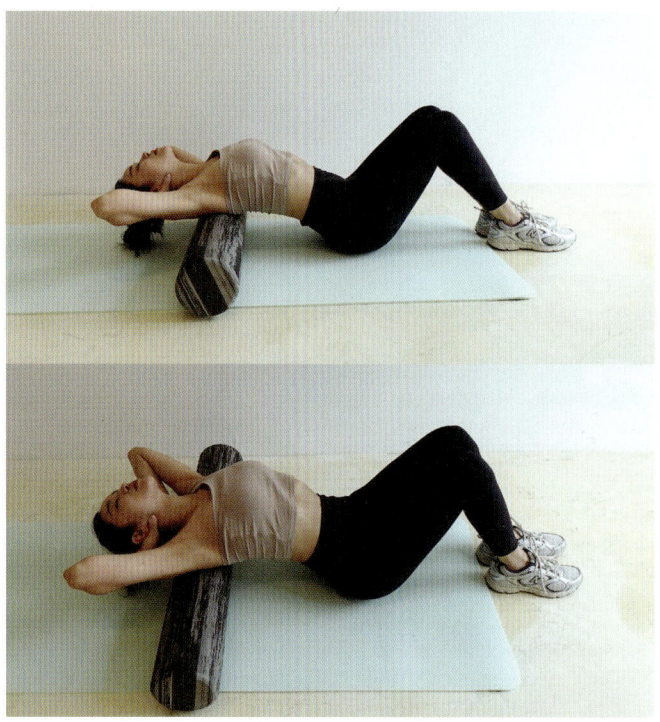

❶ 폼 롤러를 등 위쪽(날개뼈 아래)에 두고 눕습니다.
❷ 두 손은 머리 뒤에서 가볍게 받쳐 목을 편안하게 지지합니다.
❸ 숨을 들이마시며 가슴을 활짝 열면서 등 근육을 늘여줍니다.
❹ 숨을 내쉬면서 머리를 뒤로 자연스럽게 떨궈 릴리즈합니다.
❺ 필요 시 무릎을 굽혀 체중으로 누르며 5~6회 반복합니다.

point
· 복부에 긴장을 주어 허리가 꺾이는 것을 방지합니다.
· 어깨는 힘을 빼고 림프가 흐르도록 부드럽게 움직입니다.
· 등이 폼 롤러 위에서 자연스럽게 열리도록 유도합니다.

다이어트 업 UP

턱선 라인 순환 & 탄력 자극 루틴 ❷
목 전면 자극 & 턱선 탄력 루틴

`귀 뒤 림프절-턱-쇄골로 림프 흐름을 유도`　`얼굴 측면, 이중턱 부위 림프 정체 완화`

귀 뒤 → 턱선 → 쇄골 스윕(폼 롤러)

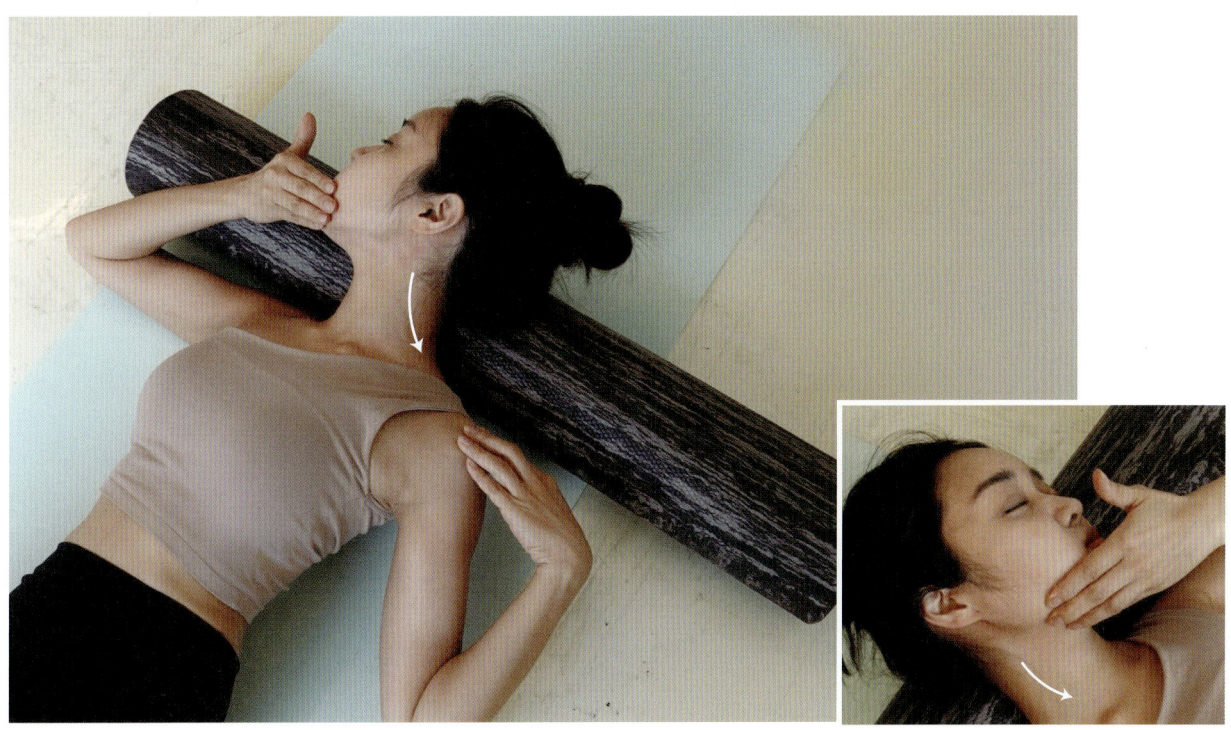

❶ 폼 롤러 위에 목을 안정적으로 올리고 편하게 눕습니다.
❷ 엄지를 귀 뒤 림프 부위(귓불 뒤 움푹한 곳)에 가볍게 댑니다.
❸ 숨을 들이마시며 준비하고, 내쉬는 동시에 귀 뒤 → 턱선 아래 → 쇄골 방향으로 부드럽게 쓸어내립니다.
❹ 손끝으로 림프를 흘려보내듯 천천히 반복합니다.
❺ 좌우 번갈아 8~10회 반복합니다.

point
- 턱밑 살, 이중턱 부위까지 라인을 따라 늘여줍니다.
- 림프 흐름을 고려해 위 → 아래로 진행합니다.
- 손에 최대한 힘을 주지 말고 릴랙스 상태를 유지합니다.

목선과 턱 주변의 긴장을 풀어주는 릴랙싱 스트레칭 루틴입니다. 턱 아래부터 후두부까지 천천히 이완해주면 뻐근했던 얼굴 라인과 상체까지 훨씬 부드러워져요.

소요 시간 7~10분 / 난이도 하

뒷목과 앞목 림프 흐름 정리　　목 전면 릴리즈로 순환 활성화　　이중턱, 목주름 완화 및 릴랙스 유도

합장 → 엄지로 턱 리프트 & 프레스(폼 롤러)

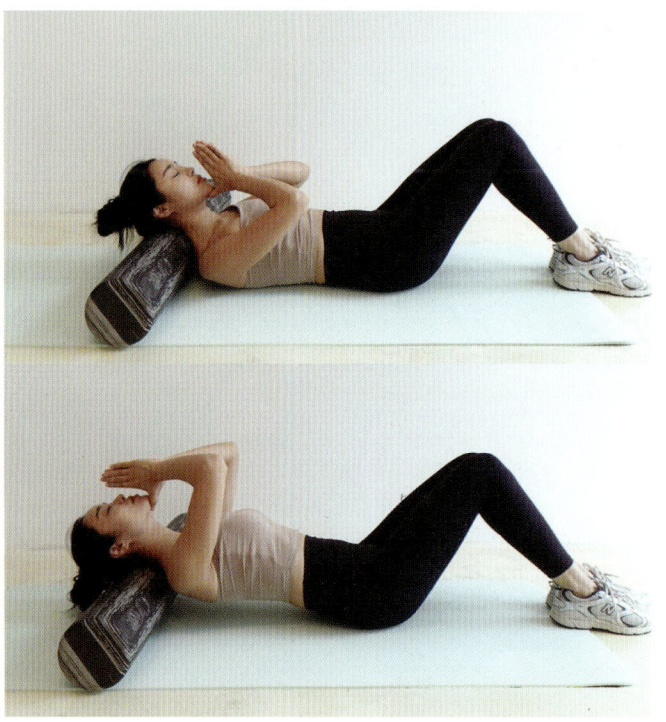

❶ 폼 롤러 위에 편히 누워 두 손을 가볍게 합장한 상태로 턱 아래에 둡니다.
❷ 숨을 들이마시며 엄지손가락으로 턱을 부드럽게 들어 앞목이 자연스럽게 늘어나도록 합니다.
❸ 숨을 내쉬며 엄지로 턱을 천천히 아래로 내려주며 뒷목을 풀어줍니다.
❹ 목 앞과 뒤가 번갈아 개방되는 느낌에 집중하며 반복합니다.
❺ 무리하지 않고 6~8회 반복합니다.

point
· 턱을 무리하게 젖히지 말고 자연스럽게 들었다가 내려놓는 느낌으로 진행합니다.
· 엄지는 부드럽고 안정감 있게 유지합니다.
· 목을 긴장시키지 말고 전체적으로 릴랙스 상태를 유지합니다.

겨드랑이 앞쪽 림프 순환 촉진   가슴 근막(대흉근) 이완   상체 림프 순환 경로 확보

대흉근(겨드랑이 앞면) 릴리즈 스트레칭

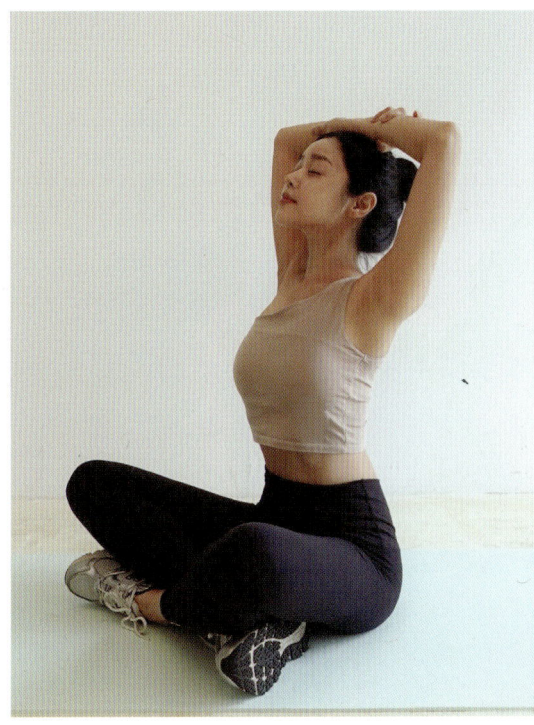

❶ 편하게 앉아 왼손을 머리 뒤로 넘기고, 오른손으로 왼손의 팔꿈치 부근을 잡아줍니다.
❷ 숨을 들이마시며 상체를 세우고, 내쉬며 오른손으로 왼팔을 천천히 당겨 겨드랑이 앞면이 시원하게 늘어나는 느낌에 집중합니다.
❸ 이때 겨드랑이 앞과 가슴 라인이 자연스럽게 열리게 합니다.
❹ 좌우 번갈아 5~7초씩 3회 반복합니다.

point
· 팔을 무리하게 당기지 말고, 림프 흐름을 연다는 느낌으로 진행합니다.
· 어깨와 귀가 붙지 않도록 주의하세요.
· 가슴 앞쪽이 자연스럽게 열리는 정도까지만 유지합니다.

다이어트 부스터 booster

승모근 → 턱선 림프 순환 유산소 루틴 ❶
승모근 림프 순환 워크

> 흉근(겨드랑이 앞) 림프 자극   쇄골 라인 정돈   긴 목 라인 유도   겨드랑이 앞쪽 순환, 어깨 릴리즈

물병 들고 가슴 열기

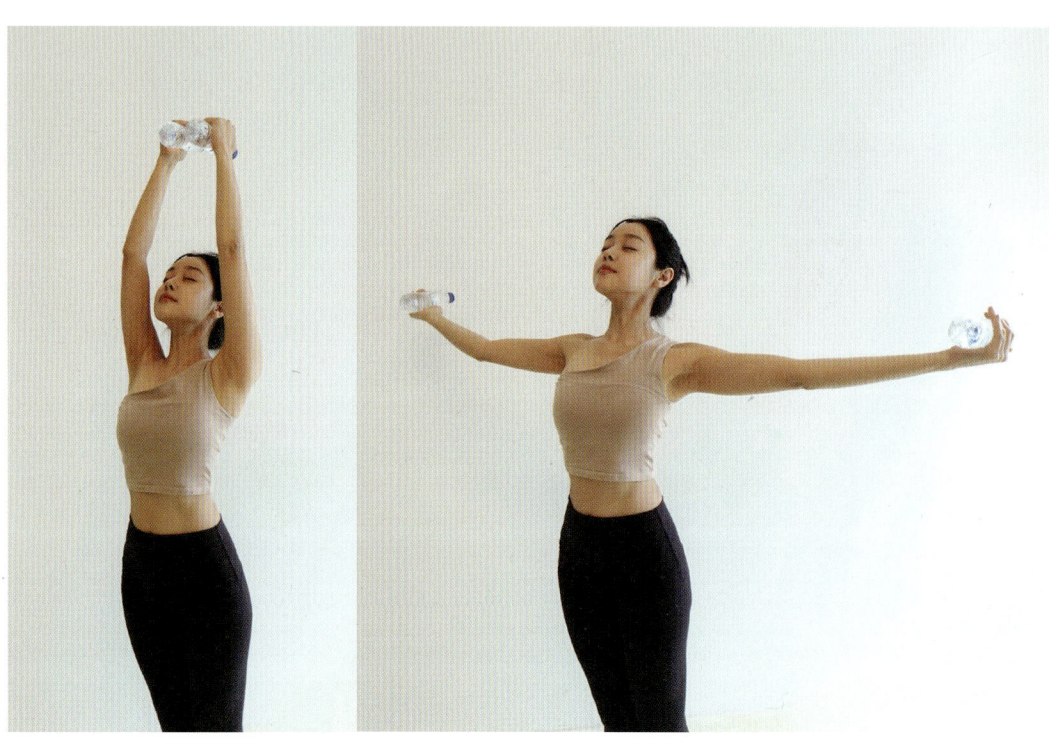

❶ 양손에 물병을 들고 바르게 섭니다.
❷ 숨을 들이마시며 양팔을 천천히 머리 위로 올려 합장하듯 모읍니다.
❸ 손끝이 천장을 향하도록 하고, 팔꿈치를 귀 옆으로 붙입니다.
❹ 숨을 내쉬며 양팔을 옆으로 부드럽게 벌리면서 가슴을 활짝 엽니다.
❺ 턱을 살짝 들어 목을 길게 늘이고, 어깨는 아래로 툭 떨어뜨립니다.
❻ 가슴과 쇄골 앞면이 시원하게 열리는 느낌으로 5~6초 유지합니다. 총 5회 반복합니다.

point
· 합장 → 열기 흐름으로 림프 순환을 유도하고 겨드랑이 앞 림프가 자극되는 각도를 유지합니다.
· 어깨가 들리지 않도록 누르는 느낌으로 턱을 긴장시키지 말고 자연스럽게 들어 올리세요.

짧은 유산소로 상체 림프 순환과 대사량을 끌어올리는 워밍업 루틴입니다.

소요 시간 5~7분 / 난이도 중

`겨드랑이 앞 림프(흉근) 자극` `어깨 전면부 릴리즈` `라운드 숄더 개선` `쇄골 라인과 가슴 중심 확장`

물병 들고 바깥으로 열기

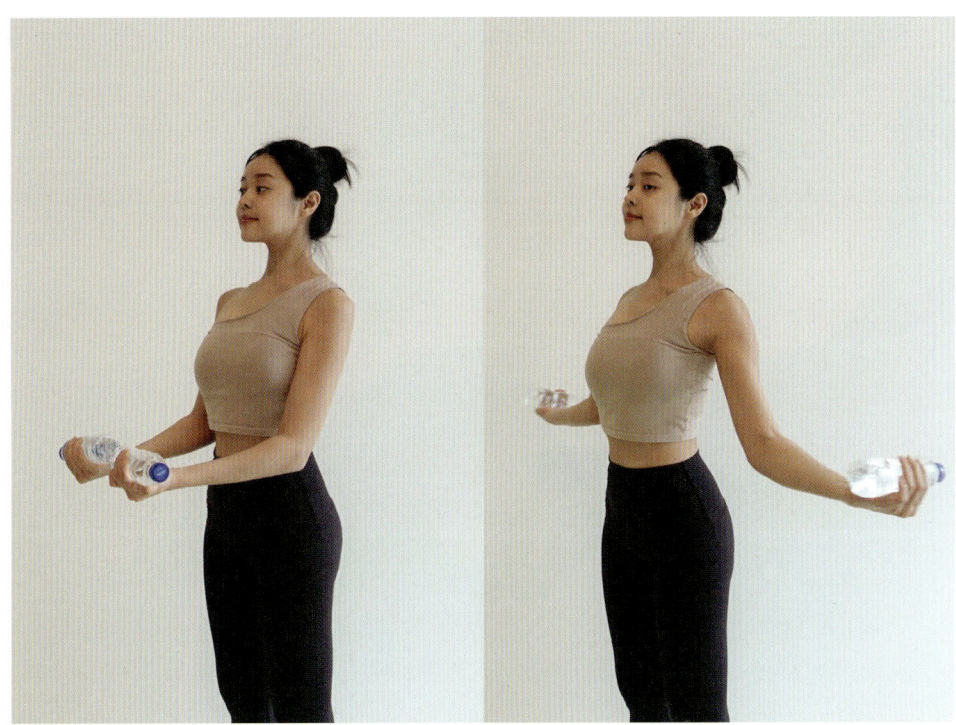

❶ 양손에 물병을 들고 자연스럽게 정면을 보며 섭니다.

❷ 숨을 들이마시며 팔꿈치를 살짝 구부린 채 물병을 몸 앞으로 가져갑니다.

❸ 숨을 내쉬며 양팔을 양옆 바깥쪽으로 활짝 돌리며 가슴을 개방합니다.

❹ 어깨는 끌어내리고, 턱을 살짝 들어 목을 세웁니다.

❺ 5~6초 유지한 후 돌아오며 5회 반복합니다.

point
- 손목, 팔꿈치의 힘을 빼고 릴렉스 상태를 유지하세요.
- 팔꿈치가 어깨선보다 들리지 않도록 주의하세요.
- 팔을 여는 각도는 겨드랑이 앞 흉근이 당겨지는 정도로 조절합니다.

팔의 원 회전으로 어깨 관절 가동성 증가　　겨드랑이 림프 자극 및 상체 순환 활성화　　걷는 동작과 함께 바른 자세 자극

걷기 + 물병 원 그리기

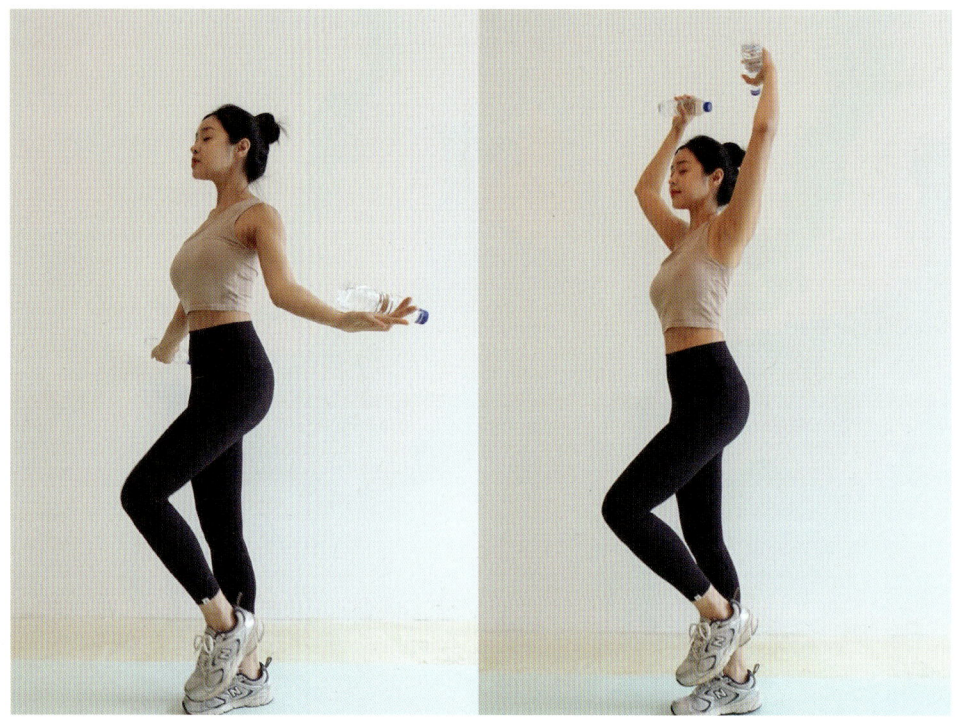

❶ 양손에 물병을 들고 바르게 선 채로 가볍게 걷기 시작합니다.

❷ 팔을 앞으로 들어 올렸다가 바깥쪽으로 크게 원을 그리며 뒤로 내립니다.

❸ 걷는 동안 15~20회 반복, 총 2세트 진행합니다.

point
- 어깨에 힘을 주지 말고 부드럽고 크게 돌리세요.
- 물병 무게로 팔이 자연스럽게 늘어지게 유도하세요. 팔은 바깥쪽으로만 원을 그리는 방식으로 진행해주세요.
- 걷는 동안 몸통이 흔들리지 않도록 중심을 유지하세요.

다이어트 부스터 booster

승모근 → 턱선 림프 순환 유산소 루틴 ❷
상체 림프 점핑 루틴

`허벅지, 엉덩이 근력 강화` `상체 무너짐 방지` `어깨·등 라인 정돈` `코어 중심 활성화`

물병 앞으로 나란히 + 스쿼트

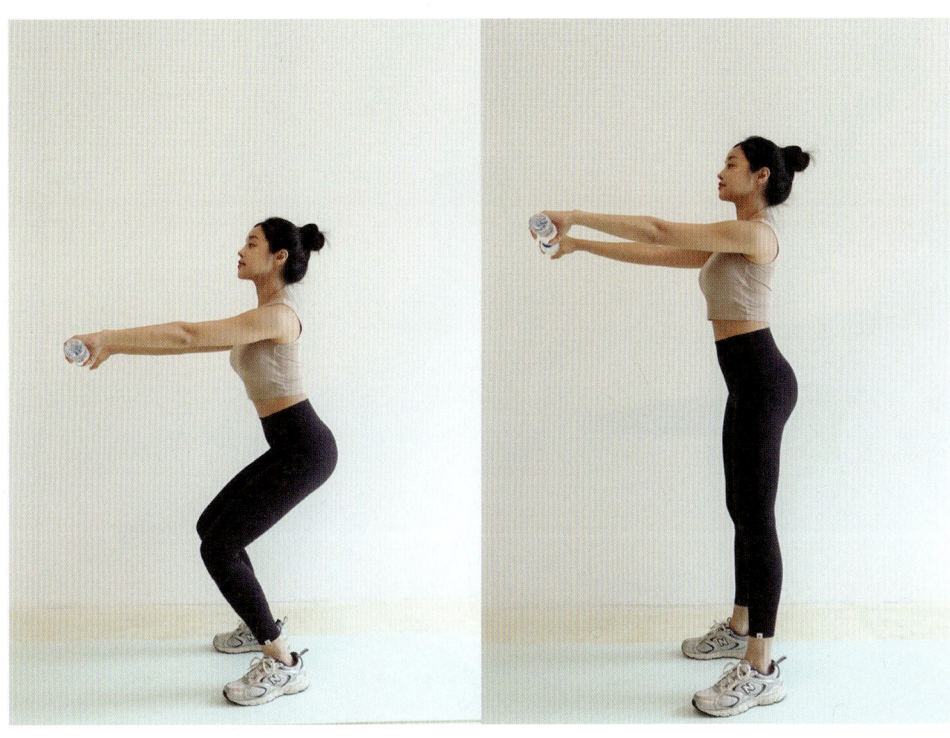

❶ 양손에 물병을 들고 팔을 어깨 높이로 앞으로 나란히 하듯 들어줍니다.
❷ 발은 골반 너비로 벌리고 척추는 곧게 세운 채 섭니다.
❸ 숨을 들이마시며 무릎을 굽히면서 엉덩이를 뒤로 빼고 스쿼트 자세를 합니다. 이때 팔이 처지지 않도록 팔과 어깨 라인을 계속 유지합니다.
❹ 상체가 앞으로 숙여지지 않도록 코어에 힘을 주고, 시선은 정면을 향합니다.
❺ 숨을 내쉬며 복부 힘으로 천천히 올라옵니다. 10회 반복, 2세트 진행합니다.

point
· 팔이 앞에 있는 만큼 몸이 앞으로 쏠리지 않게 복부로 중심을 잡습니다.
· 어깨는 귀에서 멀어지게, 등은 펴서 견고하게 유지합니다.
· 무릎은 발끝 앞으로 나가지 않도록 히프를 뒤로 보냅니다.

괄사 후 상체 림프 순환을 돕고 얼굴과 승모근 라인을 자극하는 유산소 루틴입니다.

소요 시간 5분 / 난이도 중

허벅지, 엉덩이 강화　팔 뒤쪽(삼두근) 자극　가슴 중심 수축　상체 라인 정렬　어깨 안정화

스쿼트 & 팔 라인 수축

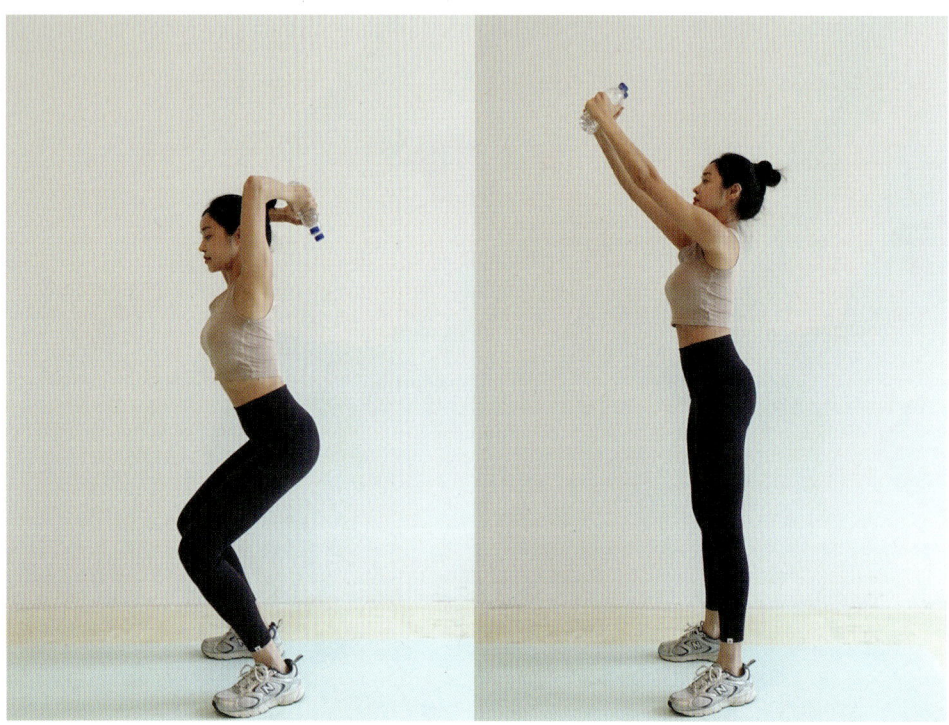

❶ 양손에 물병을 들고 정면을 향해 섭니다.

❷ 숨을 들이마시며 팔꿈치를 굽혀 물병을 머리 뒤로 넘기는 동시에 스쿼트 동작을 합니다.

❸ 엉덩이를 뒤로 빼며 무릎이 발끝 앞으로 나가지 않게 주의합니다.

❹ 숨을 내쉬며 올라오면서 팔을 앞쪽 사선 방향으로 끌어당기듯 모읍니다.

❺ 손끝이 살짝 교차되도록 모으면서 가슴 중앙이 수축되는 느낌에 집중합니다. 10회 반복, 2세트 진행.

point
- 팔꿈치가 옆으로 벌어지지 않도록 귀 옆에 고정합니다.
- 올라올 때 가슴 안쪽을 조인다는 느낌으로 팔을 모으세요.
- 상체가 흔들리지 않도록 복부의 긴장을 유지합니다.

쇄골 아래 근막 이완으로 림프 순환 유도   목과 어깨 앞쪽 긴장 완화   승모근, 흉근, 쇄골 하부 연계 이완

쇄골 하근 마사지 볼 릴리즈

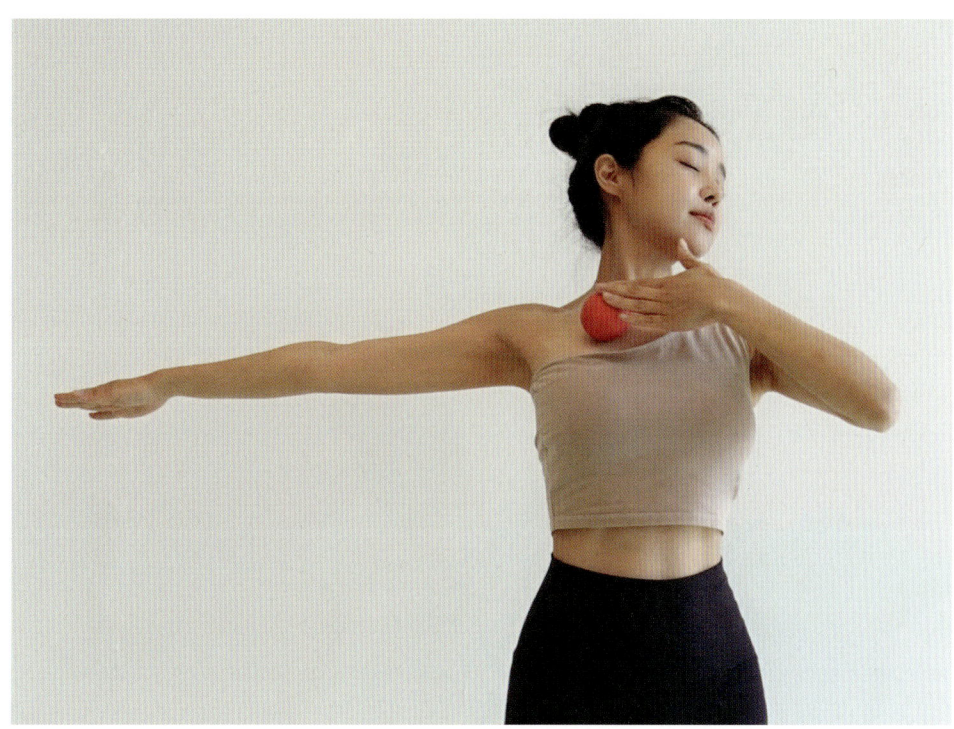

❶ 선 상태에서 한 손에 마사지 볼을 들고 숨을 들이마시며 쇄골 아래(쇄골 하근)를 지그시 누릅니다.

❷ 반대쪽 팔은 옆으로 쭉 뻗어 가슴 앞쪽 근육 방향으로 늘여줍니다.

❸ 그 상태에서 숨을 내쉬며 고개를 마사지 볼을 누른 쪽 반대 방향으로 천천히 돌립니다.

❹ 5초간 깊은 호흡과 함께 유지한 후 천천히 제자리로 돌아옵니다.

❺ 좌우 각 3회씩 반복합니다.

point
· 아프지 않을 정도로 지그시 누릅니다.
· 팔을 옆으로 뻗어 흉근이 길게 늘어나게 합니다.
· 고개를 돌린 방향과 팔 방향이 반대여야 근막 이완 효과가 극대화됩니다.

3 마무리 스트레칭

운동과 괄사로 자극받은 승모근 및 얼굴 라인을 안정화하는 마무리 루틴입니다.

01 귀-어깨 간격 정돈 스트레칭

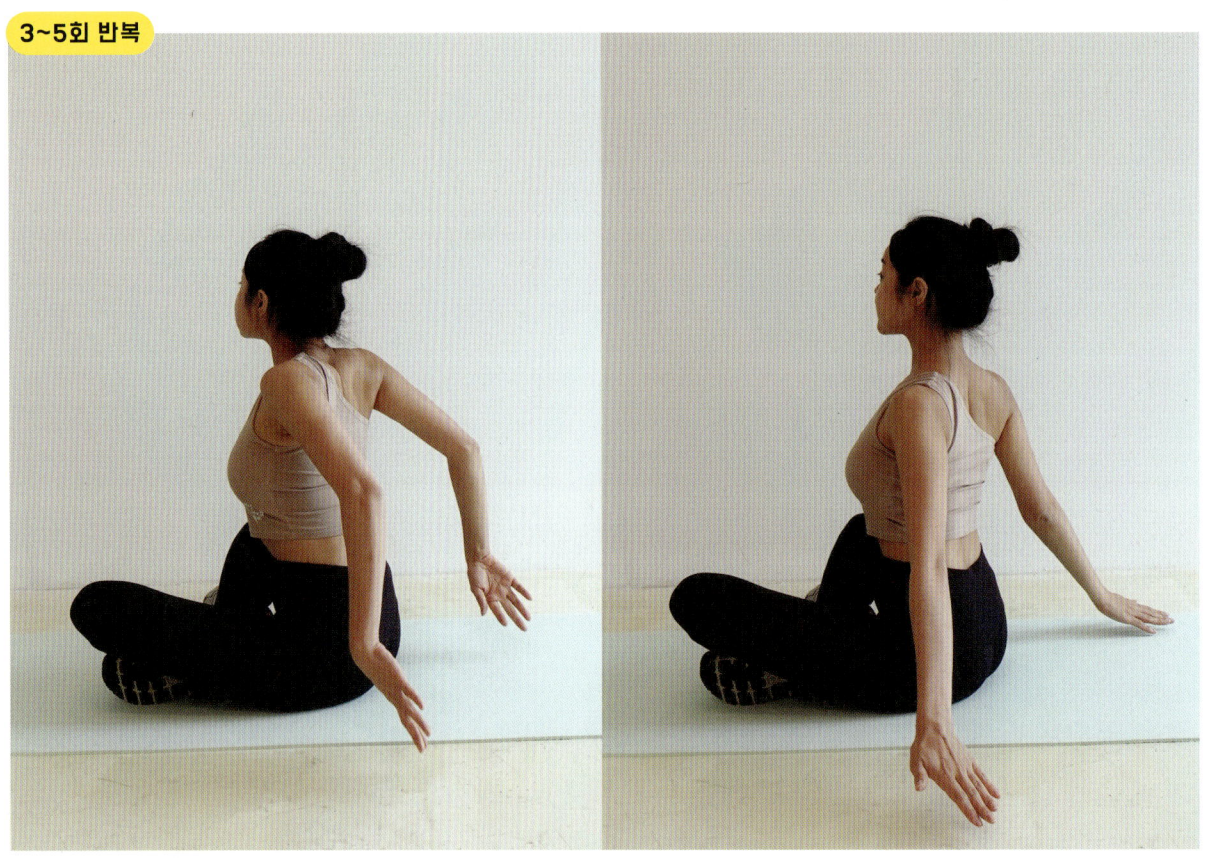

3~5회 반복

❶ 앉은 자세에서 양팔 팔꿈치를 살짝 굽힌 채 어깨를 으쓱 올립니다.

❷ 숨을 내쉬며 팔꿈치를 뒤로 보내면서 어깨를 귀에서 멀어지게 내립니다.

❸ 손바닥은 뒤 사선 바닥을 가볍게 짚고, 가슴을 열며 어깨를 내려주세요.

❹ 어깨와 귀 사이가 최대한 멀어지도록 유지하며 5초간 정지. 3~5회 반복합니다.

02 W 릴리즈

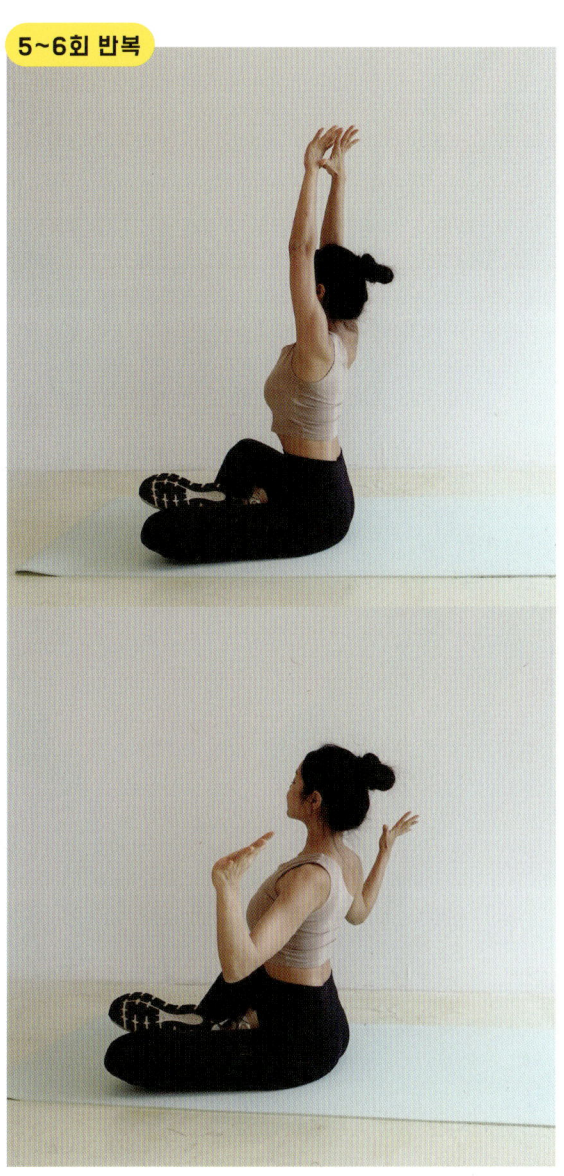

5~6회 반복

❶ 앉은 자세에서 손바닥을 활짝 펴고, 양팔을 머리 위로 쭉 뻗습니다.
❷ 숨을 들이마시며 정수리를 위로 끌어올려 척추를 곧게 세웁니다.
❸ 숨을 내쉬며 팔꿈치를 아래로 내리면서 W자 형태로 만들고, 등 뒤를 조입니다.
❹ 날개뼈 사이가 모이도록 의식하며 5초간 정지. 5~6회 반복합니다.

03 승모근 릴리즈

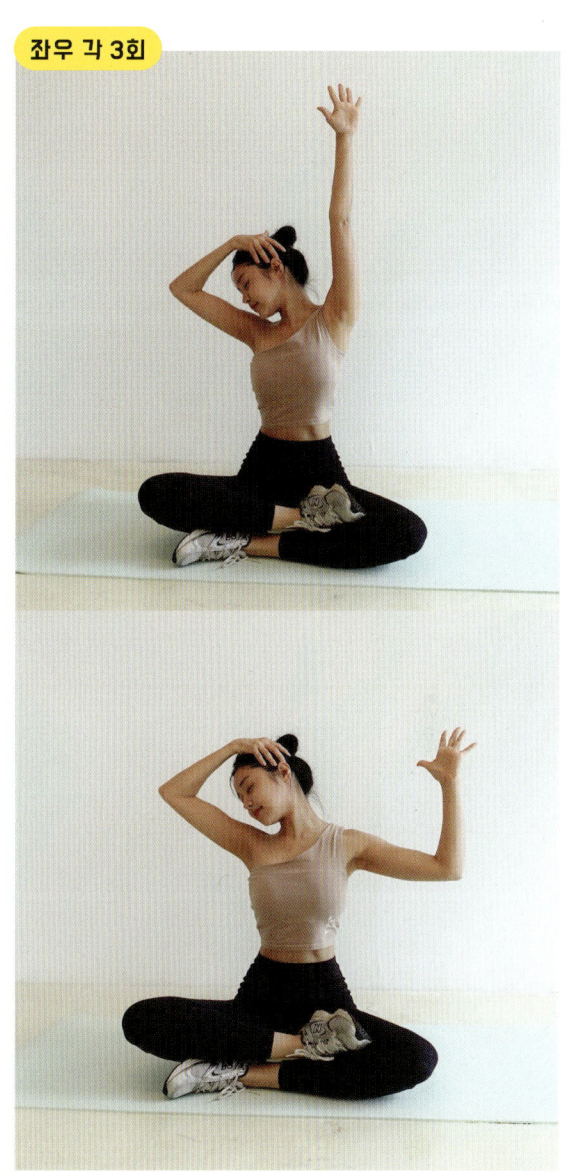

좌우 각 3회

❶ 편안히 앉아 한 손으로 반대편 관자놀이~귀 옆을 부드럽게 잡고, 고개를 옆으로 당깁니다.
❷ 반대쪽 팔을 천장 쪽으로 길게 뻗으며 승모근을 늘입니다.
❸ 숨을 내쉬며 팔꿈치를 직각으로 굽혀, 어깨 뒤쪽으로 꺾어 근막을 풀어줍니다.
❹ 당기는 손은 고정하고, 반대 팔만 부드럽게 움직입니다. 좌우 번갈아 3회씩 반복합니다.

PART 2

기적의
귀 주변 림프
괄사 따라 하기

귀 주변 림프절은 얼굴 림프 순환의 중심점 중 하나로, 이 부위의 순환이 저하되면 얼굴 전반에 부기와 피로가 쉽게 쌓입니다. 이번 루틴은 귀 앞, 귀 뒤, 턱관절 주변 림프절을 집중적으로 자극해 상반신 림프 흐름을 효과적으로 자극합니다. '이완 → 자극 → 림프 유도 → 순환 자극' 순서로 설계했으며, 림프 흐름을 부드럽게 열고 피부 탄력까지 고려한 구성이 특징입니다.

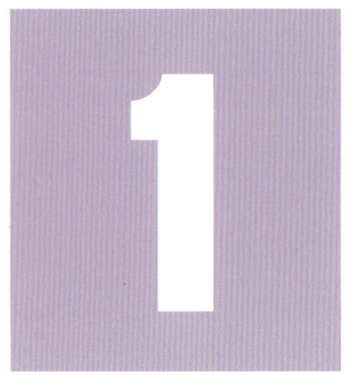

준비운동

괄사 자극 전, 발바닥과 종아리 주변 근막을 부드럽게 풀어주는 스트레칭으로 시작합니다. 특히 발바닥을 먼저 자극해야 종아리 라인의 순환 효과가 극대화됩니다.

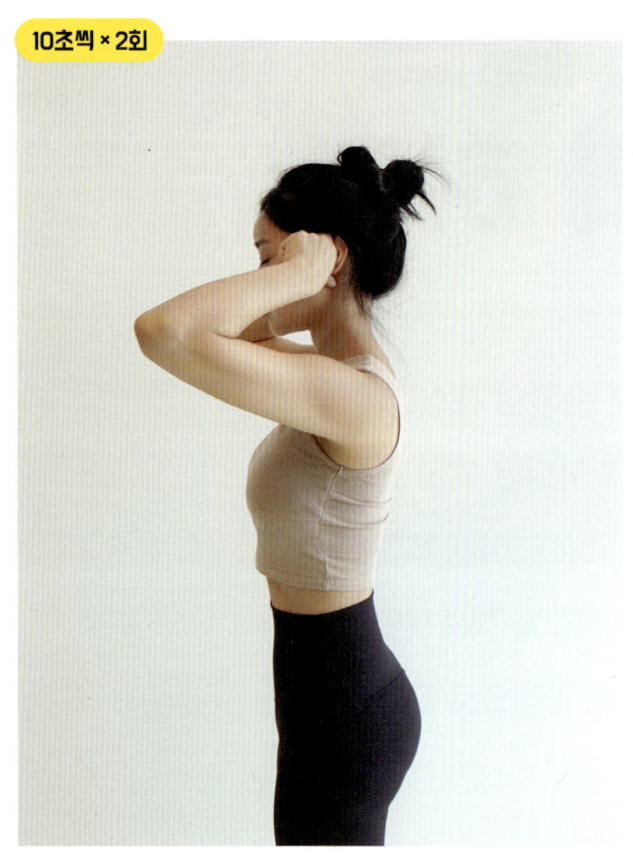

01 손끝으로 귀 앞(측두부)과 귀 뒤를 지그시 눌러줍니다.

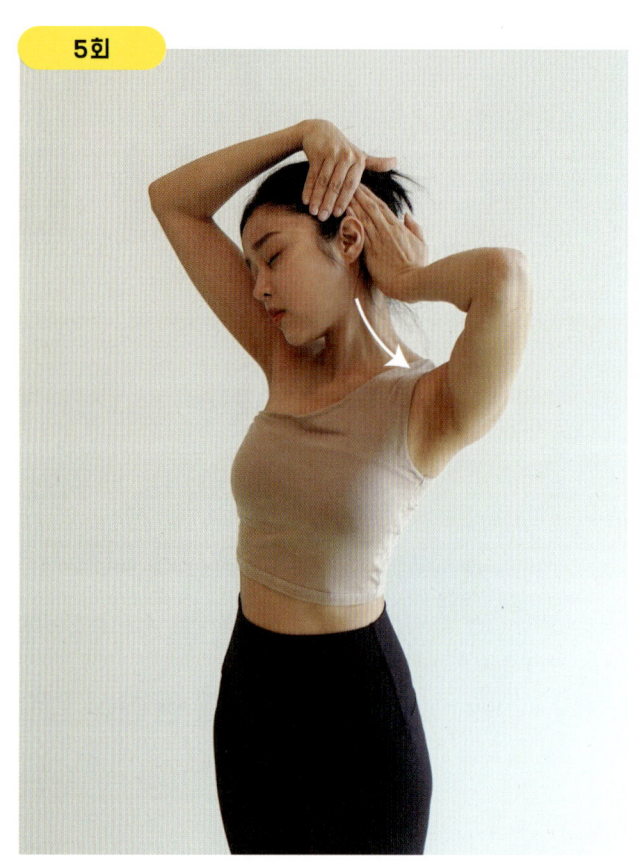

02 손바닥 또는 손날로 귀 뒤 → 목 옆 → 쇄골 방향으로 부드럽게 쓸어내립니다.

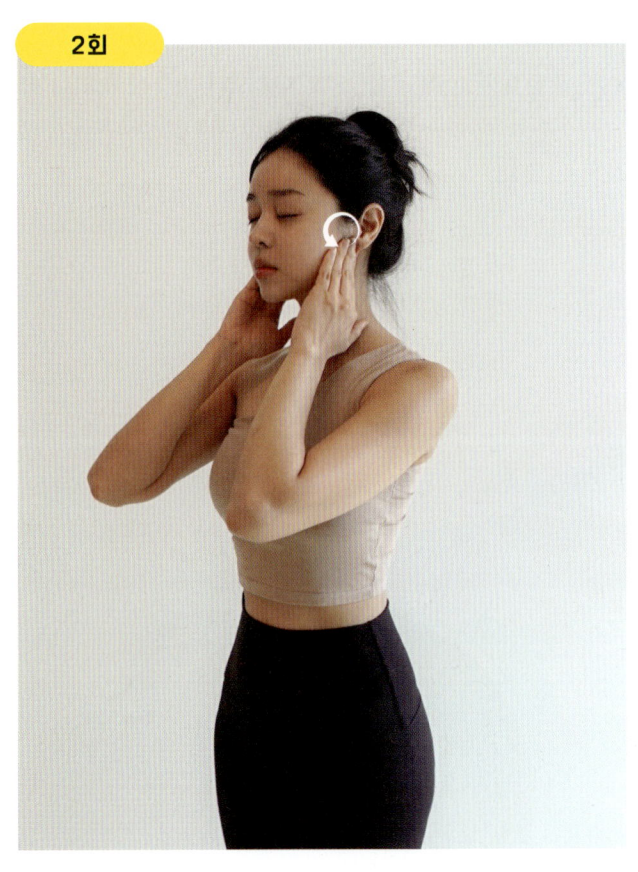

03 손끝으로 귀 앞 턱관절 주변을 원을 그리며 10초간 마사지합니다.

2 본격 괄사

· 권장 횟수 : 주 3~5회
· 소요 시간 : 10~12분

자기 전 혹은 두피 마사지 전에 하면 좋습니다.

01 릴리즈 & 이완

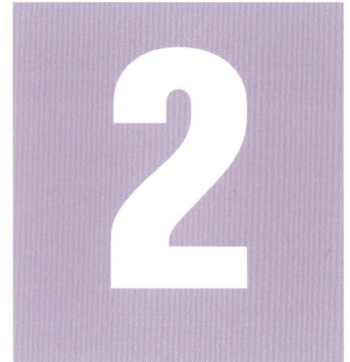

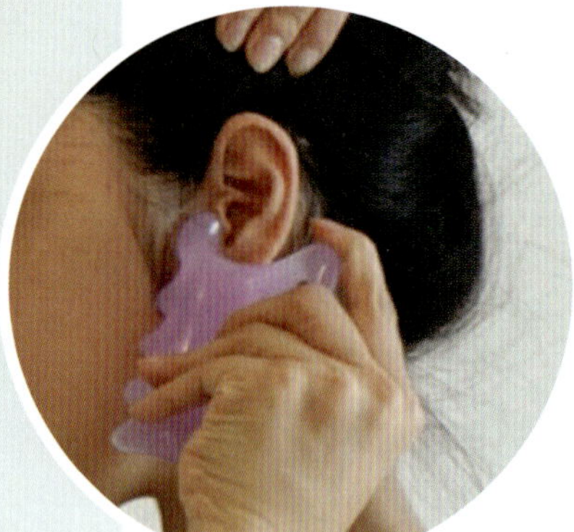

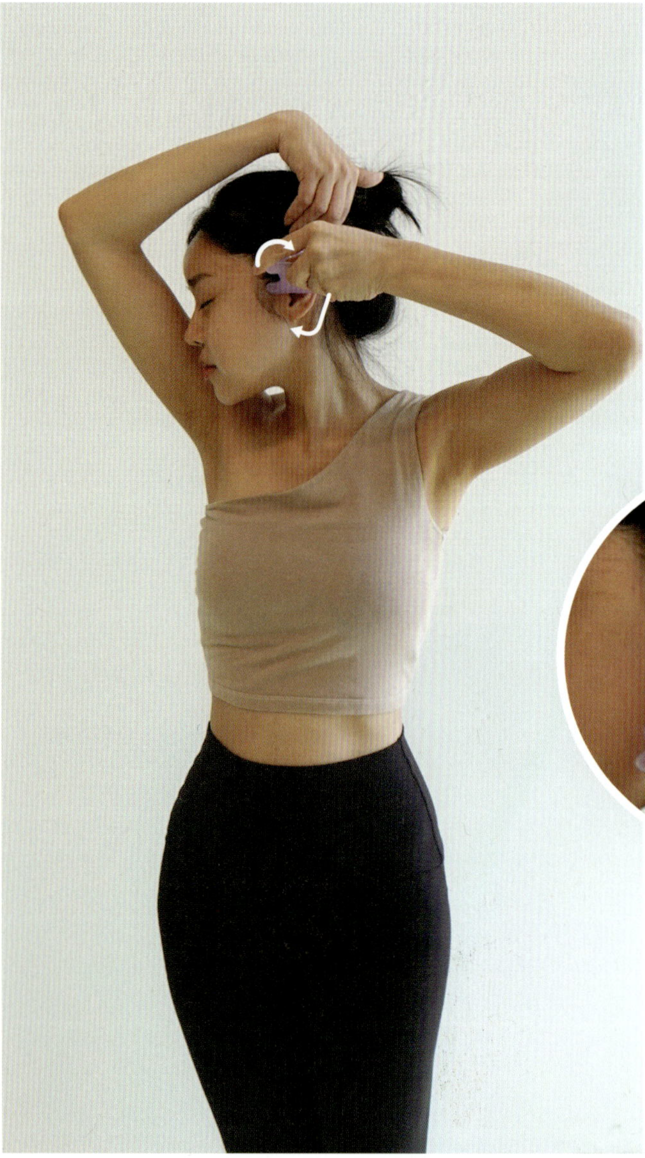

귀 앞 관자놀이에서 시작해, 괄사의 곡선을 따라 귀 뒤 림프 방향으로 쓸어줍니다. 양쪽 각 5~8회 반복. 압력은 최소화하며 릴랙싱 위주로 진행.

효과	림프 정체 해소 / 두통, 안면 피로 완화 / 피부 탄력 개선
집중 부위	귀 앞 / 귀 뒤 / 턱관절 주변 / 목 옆 라인
효과 극대화	괄사 전에 귀 주변에 따뜻한 수건을 1~2분 정도 올려 긴장된 림프와 근막을 먼저 풀어주세요.

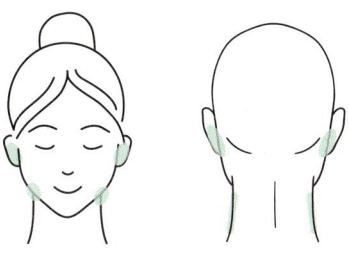

02 집중 자극

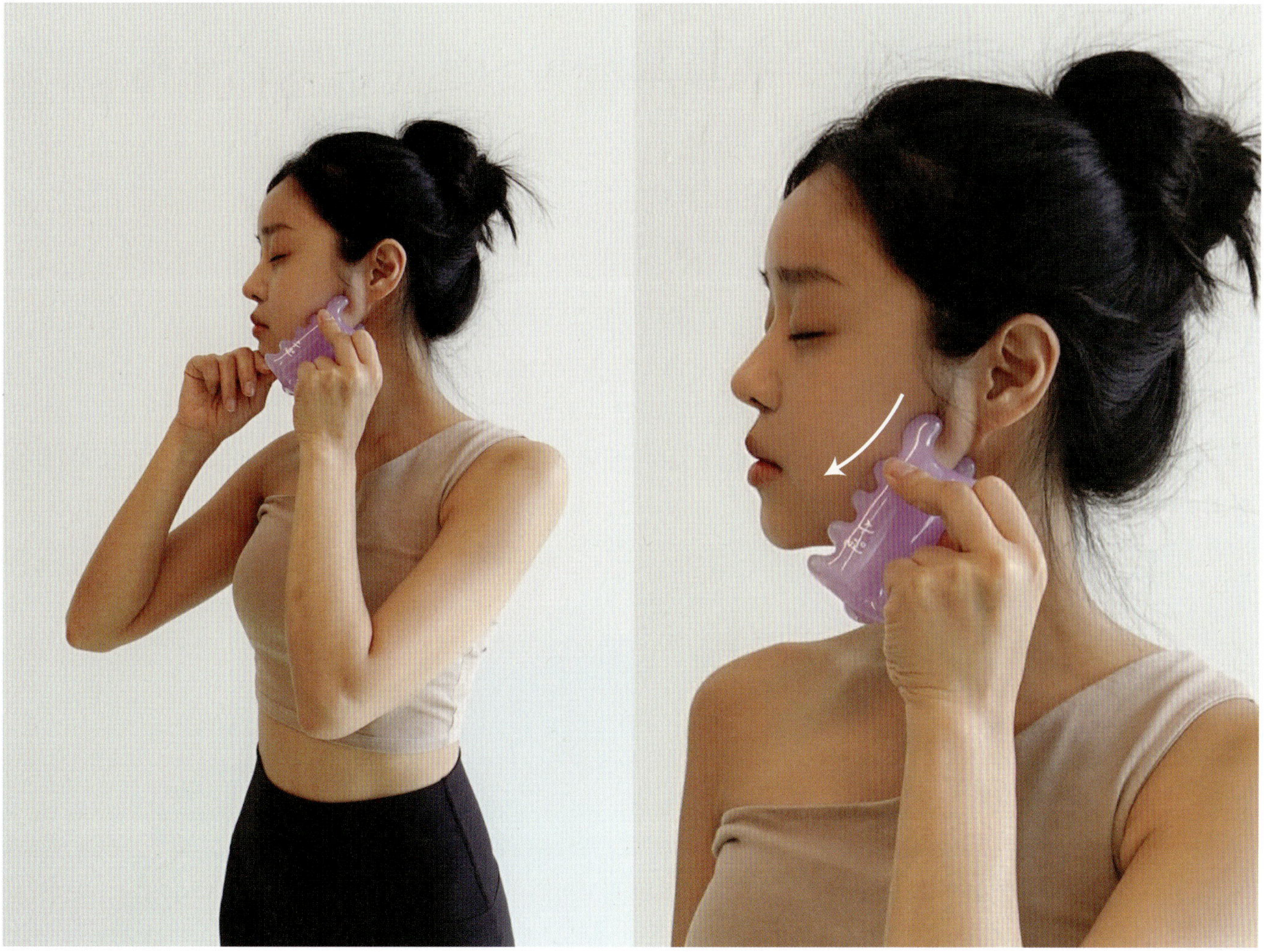

괄사의 뾰족한 끝 또는 둥근 부분으로 귀 뒤 림프절을 부드럽게 5초간 지그시 눌러줍니다. 그런 다음 귀밑 → 턱관절 주변을 원 그리듯 꾹꾹 눌러 자극해주세요. 각 부위 3~5회 반복.

03 림프 흐름 유도

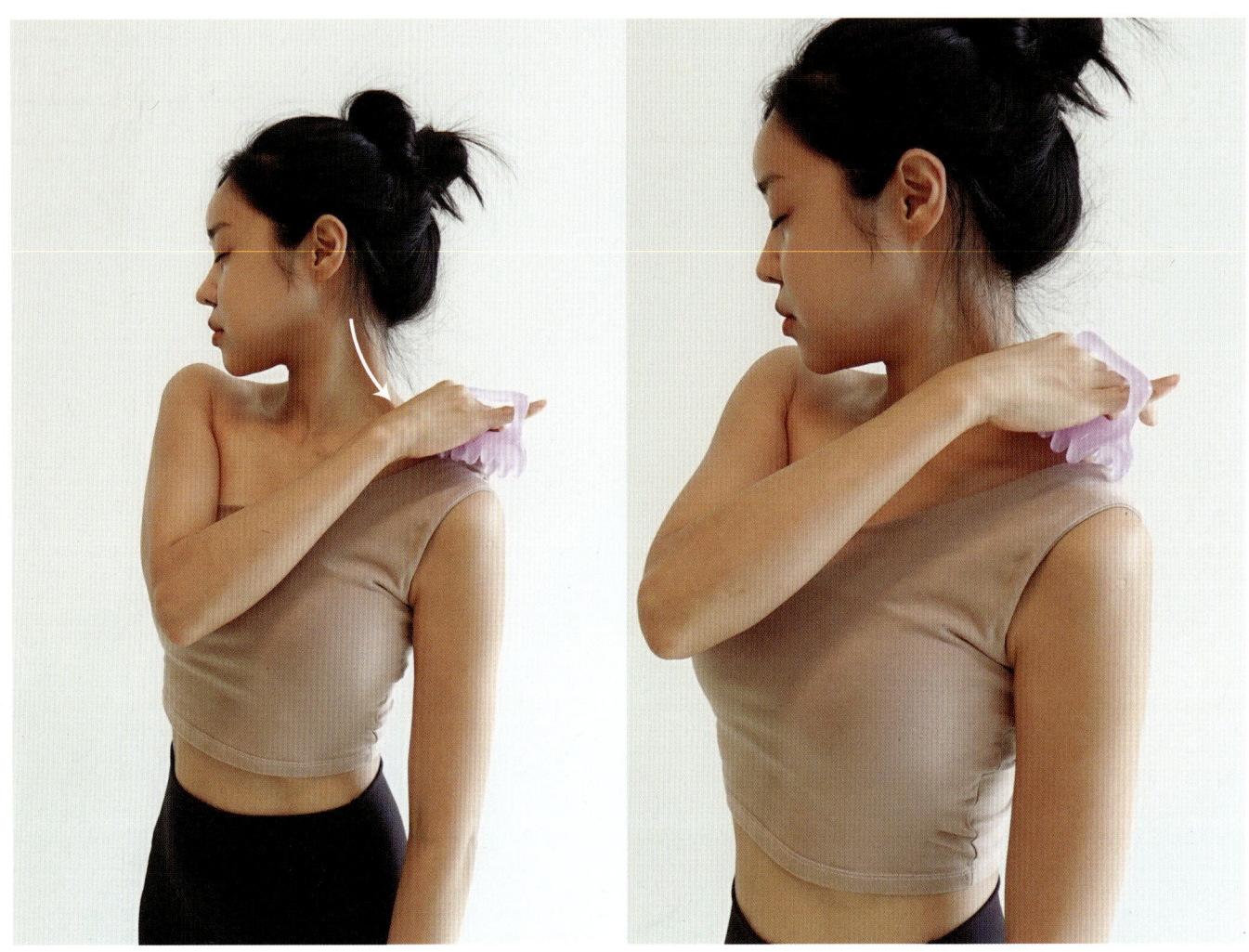

귀 뒤 → 목 옆 → 쇄골 방향으로 림프 흐름을 따라 천천히 쓸어내립니다. 속도는 느리게, 압력은 일정하게 유지. 좌우 각 5회 반복.

04 순환 자극 운동

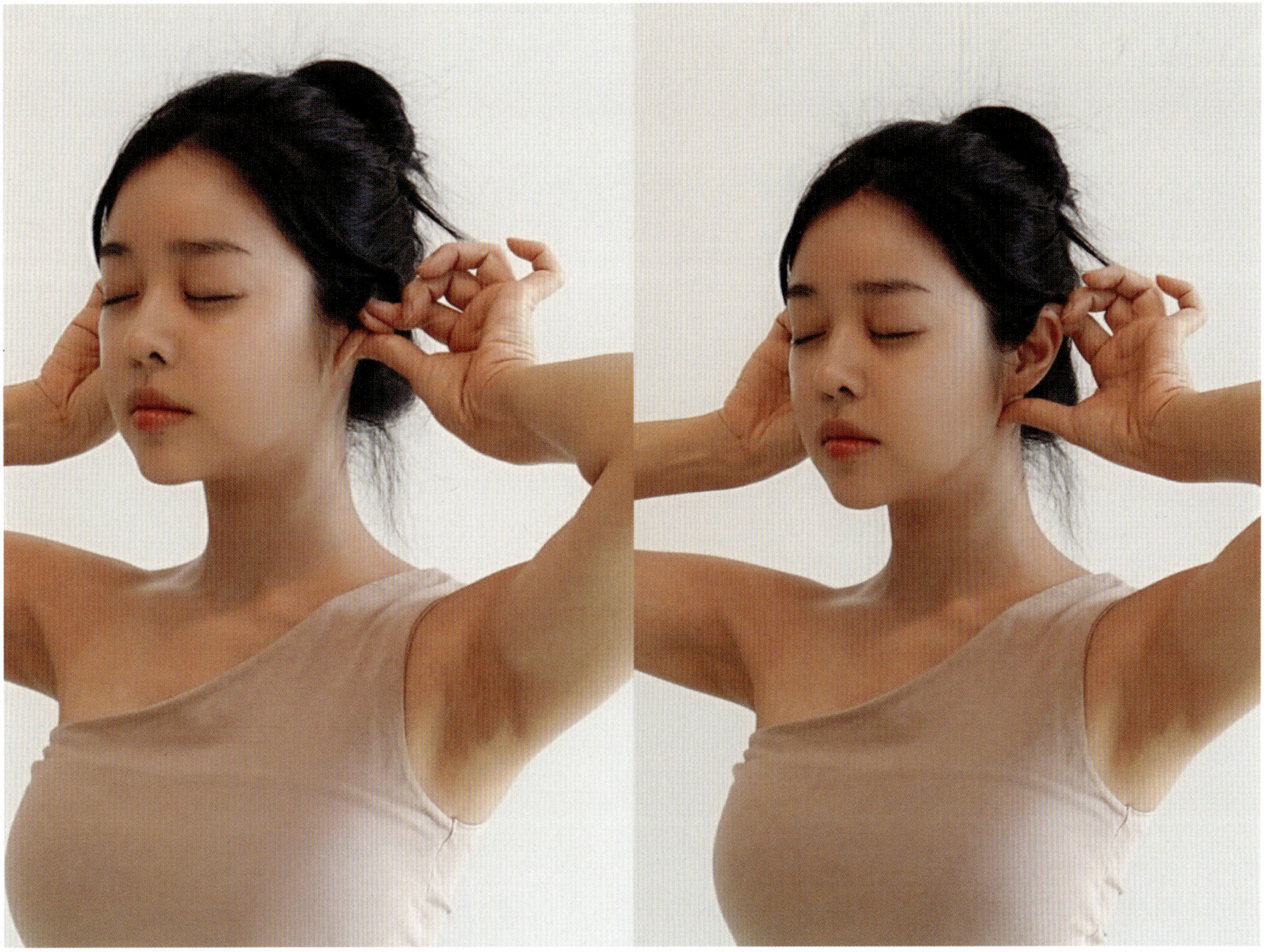

귀를 접었다 폈다 하는 동작을 5회 반복해 귀 주변 순환을 활성화합니다.

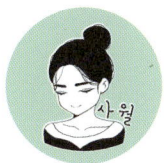

사월's 효과 부스트

귀 주변은 림프뿐 아니라 자율신경과도 연결되어 있어 하루의 피로가 쌓이기 쉬운 부위입니다. 괄사 전후 귀 마사지와 함께 딥 브리딩(심호흡)을 병행하면 긴장 완화에 더욱 효과적입니다. 특히 밤 루틴으로 활용하면 수면 질 향상에도 도움을 줍니다.

다이어트 업 UP

귀 주변 림프 순환 루틴 ❶
귀밑 림프 자극 루틴

`귀 앞 림프절-턱선-쇄골까지 림프 순환 유도` `얼굴 부기 완화 및 턱선 정돈` `승모근 긴장 완화`

귀밑 림프 자극 루틴

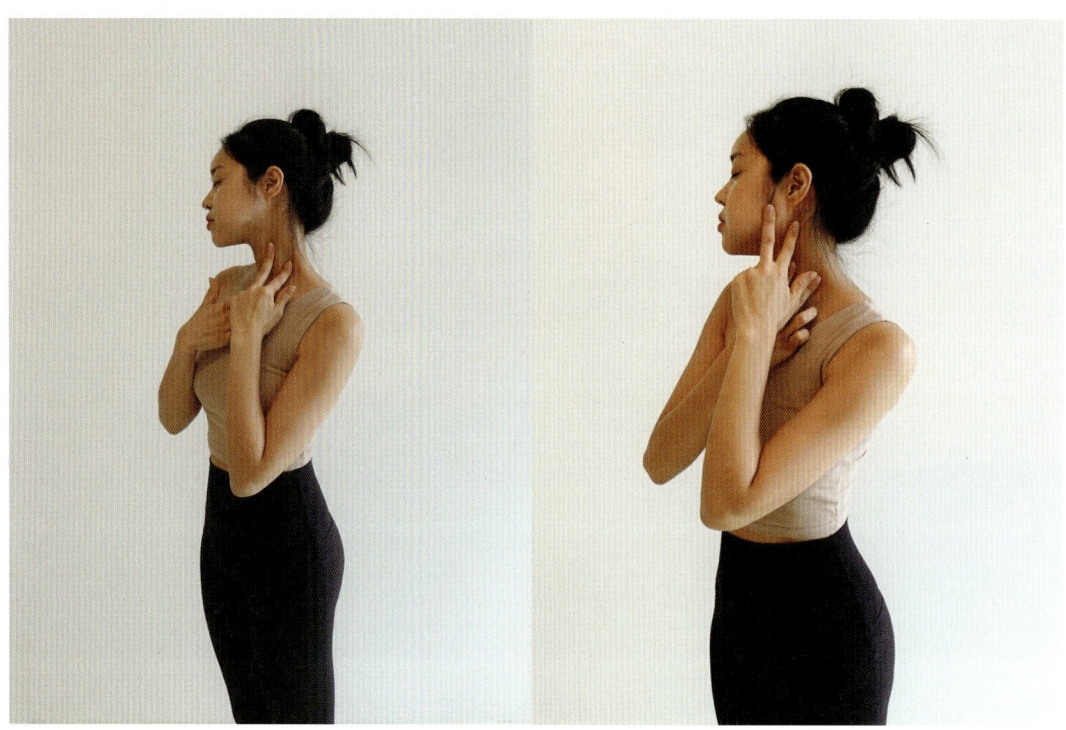

❶ 한 손은 쇄골 위에, 반대쪽 손은 귀 앞 림프 부위(귀 앞 턱관절 근처)에 손끝을 가볍게 얹고 시작합니다.

❷ 정면을 바라보며 고개는 살짝 옆으로 기울입니다.

❸ 숨을 들이마시며 준비하고, 내쉬면서 귀 앞 → 턱선 → 쇄골 방향으로 손끝을 따라 부드럽게 쓸어내립니다.

❹ 림프 흐름 방향에 따라 위에서 아래로 천천히 반복합니다. 좌우 10~12회씩 반복.

point
· 피부가 밀리지 않도록 압력은 가볍게 유지합니다.
· 손끝으로 림프를 흘려보낸다는 느낌으로 진행합니다.
· 고개는 과하게 기울이지 말고, 턱이 긴장하지 않게 유지합니다.

이번 루틴은 귀밑 림프절과 주변 근육을 자극하고 안정화해 순환을 활성화하고, 얼굴 라인 개선과 긴장 완화에 도움을 주는 루틴입니다.

소요 시간 6~10분 / 난이도 하

귀 뒤 림프절 자극을 통한 림프 정체 완화   턱 아래 림프 흐름 개선   안면 부기 완화   턱선 정돈

턱선 따라 귀 림프 자극

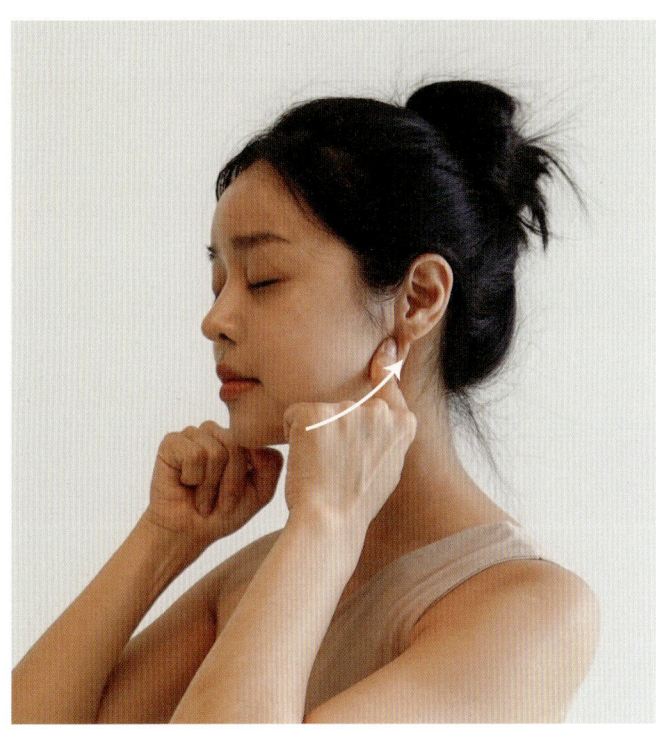

❶ 손가락 마디 부분을 턱 아래에 가볍게 댄 상태에서 시작합니다.

❷ 숨을 들이마시며 정면을 바라보면서 준비합니다.

❸ 숨을 내쉬며 손가락 마디로 턱 아래에서 귀 앞을 거쳐 관자 부근까지 천천히 쓸어올립니다.

❹ 양손을 번갈아 하거나 동시에 진행해도 좋습니다.

❺ 총 10~12회 반복합니다.

point
- 림프 흐름 방향(턱 아래 → 귀 앞 → 관자)을 따라 자극합니다.
- 피부를 밀지 않도록 압력을 최대한 약하게 유지합니다.
- 관자 부근 림프절에서 손끝으로 가볍게 눌러주며 마무리합니다.

[귀 주변 림프절(귀밑, 귀 뒤) 자극] [목 옆-어깨 라인 림프 흐름 유도] [얼굴 부기, 귀 막힘, 승모근 뭉침 완화]

귀 주변부터 목 옆까지 림프 흐름 열어주기

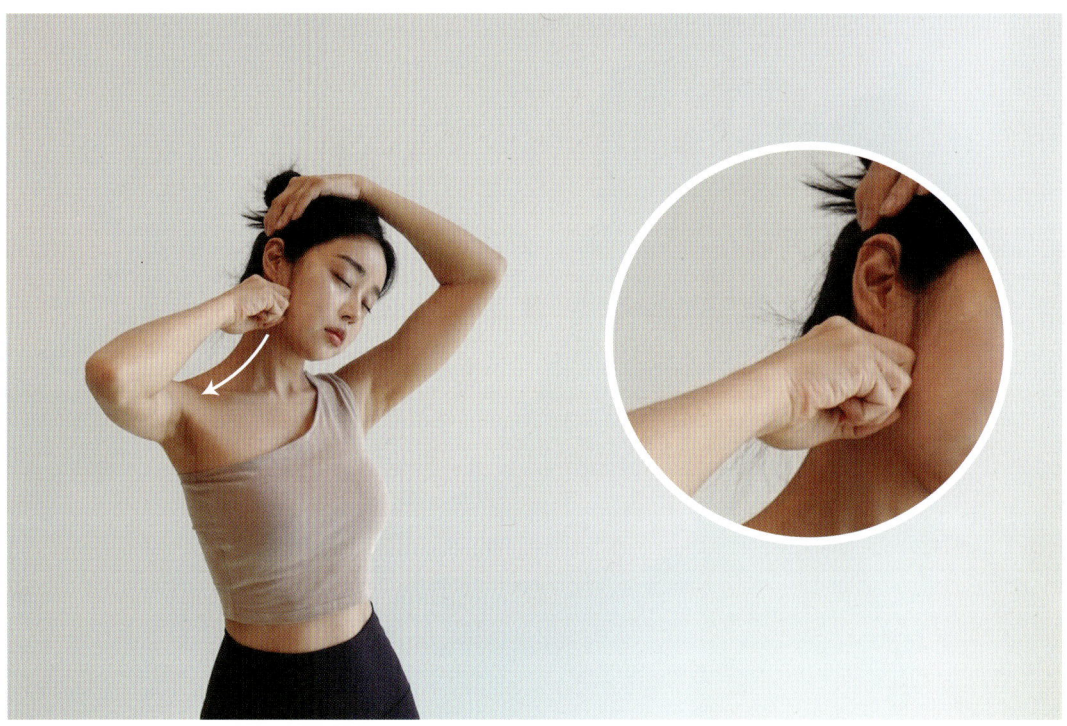

❶ 한 손은 머리 옆을 감싸듯 잡고, 반대 손끝은 귀 주변 림프 부위에 둡니다.
❷ 숨을 들이마시며 정면을 바라보면서 준비합니다.
❸ 숨을 내쉬며 머리를 부드럽게 기울이면서 손끝으로 림프 흐름을 따라 귀 → 목 옆 → 어깨 방향으로 쓸어줍니다.
❹ 동작 중 어깨에 힘이 들어가지 않도록 유지합니다.
❺ 좌우 3~5회씩 반복합니다.

point
· 림프의 흐름은 귀 → 목 옆 → 어깨로 부드럽게 연결합니다.
· 스치듯 쓸어주고 당기거나 누르지 않습니다.
· 두피-얼굴-승모근까지 연결되는 림프 순환 통로를 자극합니다.

다이어트 업 UP

귀 주변 림프 순환 루틴 ❷
귀 옆 근막 자극 + 정렬 루틴

`귀 주변과 목 옆 림프 순환 유도` `귀 막힘, 두피 부기 완화` `승모근 긴장 및 목 라인 이완`

귀 주변 림프 늘여주기

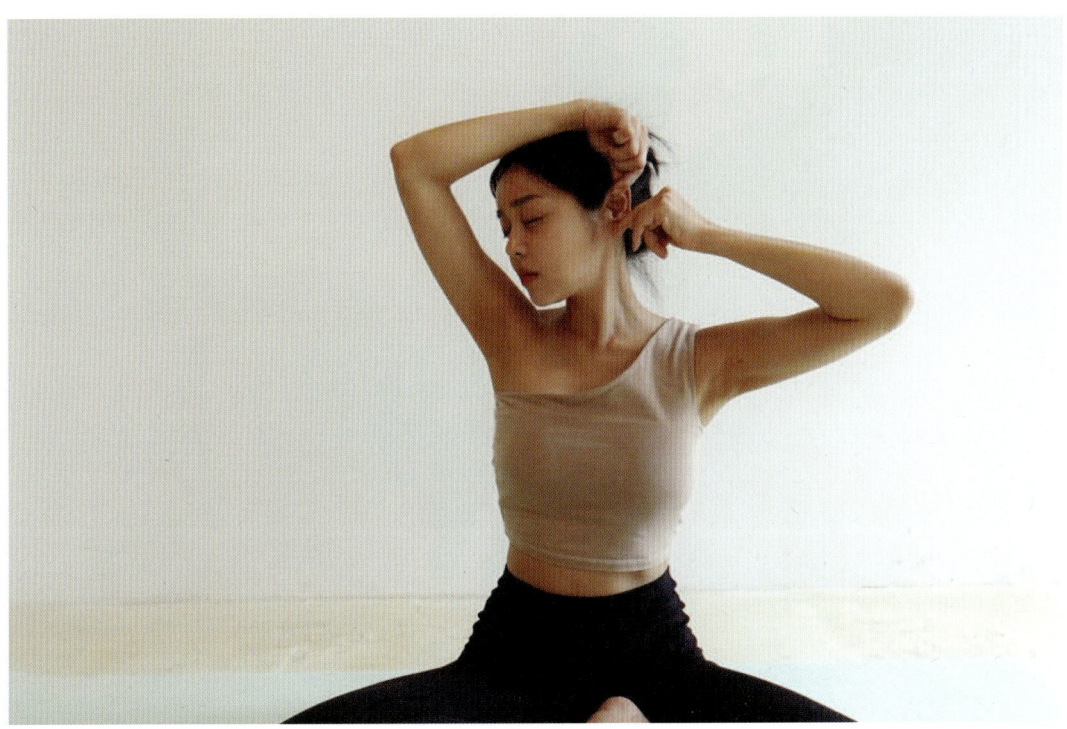

❶ 양손 끝으로 귀 끝을 가볍게 집어 준비하고, 코로 천천히 숨을 들이마시세요.
❷ 숨을 내쉬며 고개를 옆으로 천천히 돌려 쇄골부터 목선까지 길게 늘여 림프 흐름을 열어줍니다.
❸ 그 상태를 유지한 채 귀 끝을 지그시 눌러 3~5초간 자극해주세요.
❹ 자연스럽게 호흡을 이어가며 3~5회 반복합니다.

point
· 손으로 귀를 당긴다기보다 림프 흐름을 자극하는 느낌으로 진행합니다.
· 고개를 기울일 때 어깨에 힘이 들어가지 않도록 주의하세요.
· 귀 뒤 → 목 옆 → 어깨로 연결되는 림프 라인 전체를 인식하며 진행합니다.

뻐근했던 목과 어깨 라인이 부드러워지고, 얼굴 부기 완화에도 도움이 되는 릴랙싱 루틴이에요.

소요 시간 5~7분 / 난이도 하

`귀밑 림프절부터 쇄골까지 림프 흐름 유도`   `정체된 림프 흐름 활성화`   `얼굴 부기, 목 통증, 어깨 뭉침 완화`

귀부터 쇄골까지 림프 지그시 눌러주기

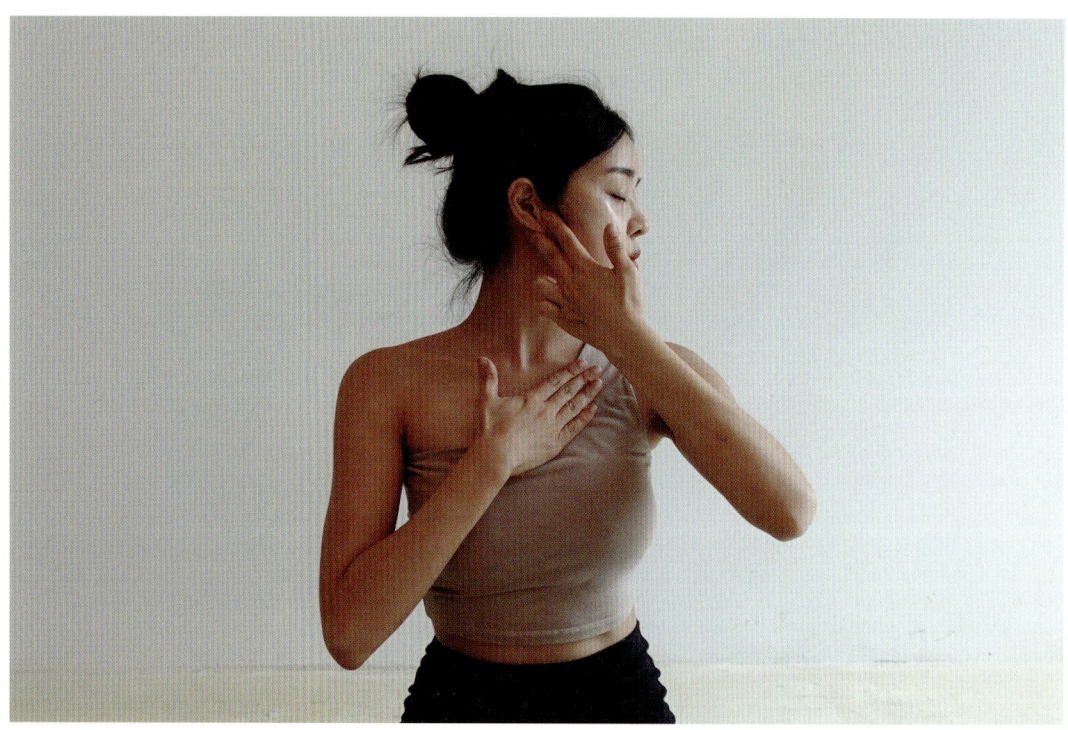

❶ 편안히 앉은 자세에서 한 손은 쇄골 위, 반대쪽 손은 턱선 아래 또는 귀밑 림프 부위에 둡니다.

❷ 숨을 들이마시며 정면을 바라보면서 준비합니다.

❸ 숨을 내쉬며 시선을 옆으로 돌리면서 양손 손끝으로 각 부위를 지그시 눌러줍니다.

❹ 압력은 세지 않게, 림프절을 지그시 눌러 림프 흐름을 열어주듯 천천히 눌러줍니다. 좌우 3~5회 반복합니다.

point
- 손 압력은 자극을 주기보다 지그시 눌러 깨우는 느낌으로 진행합니다.
- 귀 → 턱 → 쇄골 라인을 잇는 림프 흐름을 의식하세요.
- 고개를 돌릴 때 턱에 힘이 들어가지 않도록 주의하세요.

[림프 흐름 정리] [쇄골 림프절 자극] [목 부기, 턱살, 어깨 긴장 완화]

목 옆 림프 늘이기

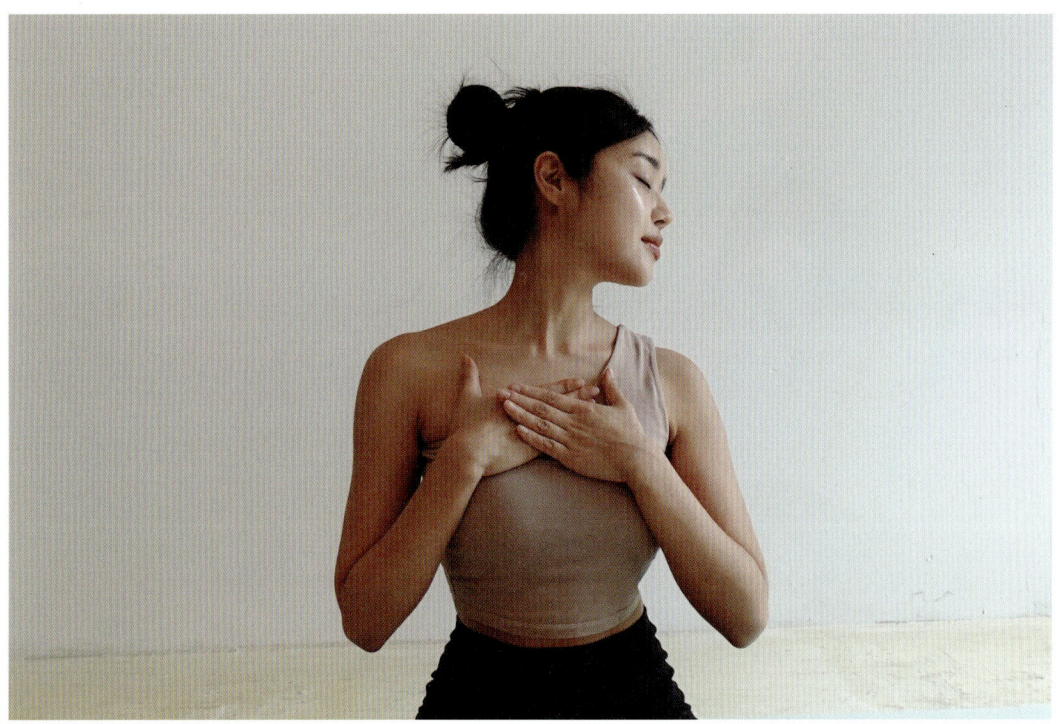

❶ 양손을 쇄골 위에 얹고 가볍게 눌러 고정합니다.
❷ 숨을 들이마시며 정면을 바라보면서 준비합니다.
❸ 숨을 내쉬며 고개를 반대쪽으로 돌려 목 옆 라인을 길게 늘입니다.
❹ 손은 쇄골이 들리지 않게 아래로 고정하고, 시선은 옆 또는 위로 향합니다.
❺ 5초간 유지한 후 돌아오며 좌우 각 3~5회 반복합니다.

point
· 쇄골은 아래로, 고개는 반대로 늘이는 느낌으로 진행하세요.
· 승모근에 힘이 들어가지 않도록 어깨를 이완합니다.
· 부드러운 회전 + 늘이는 동작을 동시에 취합니다.

다이어트 부스터 booster

귀밀 림프 순환 + 유산소 루틴 ❶
귀밀 림프 순환 워밍업 루틴

겨드랑이 림프절 자극 가슴 앞, 팔 안쪽 림프 흐름 정리 흉곽 열림, 상체 순환 회복

폼 롤러에 누워 가슴 림프 열기

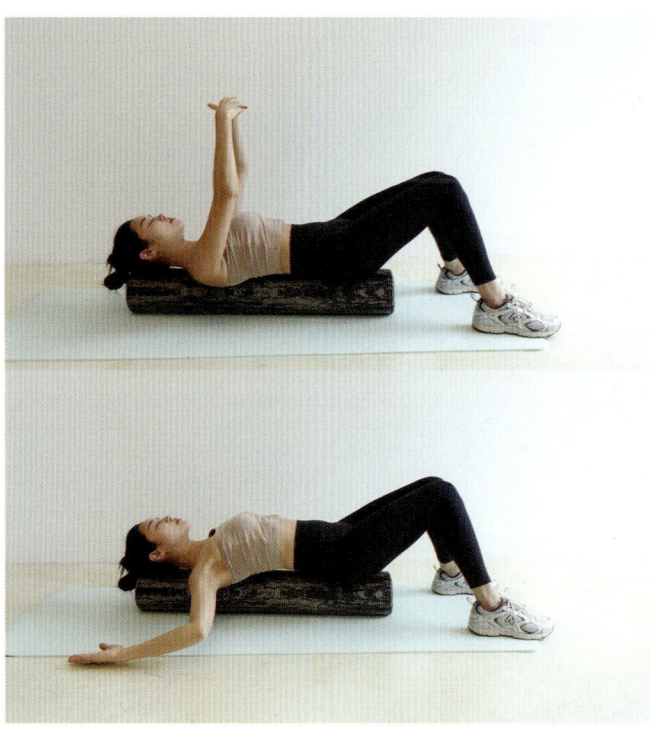

❶ 폼 롤러를 세로로 두고, 등을 대고 누워 무릎은 세운 상태로 준비합니다.
❷ 숨을 들이마시며 양팔을 천장 쪽으로 뻗습니다.
❸ 숨을 내쉬며 팔을 천천히 양옆으로 벌리면서 바닥 가까이 내립니다.
❹ 이때 어깨, 가슴 앞, 팔 안쪽이 자연스럽게 이완되도록 합니다.
❺ 깊은 호흡과 함께 3~5회 반복하거나 30초간 유지합니다. 2세트 진행합니다.

point
· 어깨가 솟지 않도록 날개뼈는 폼 롤러에 부드럽게 밀착합니다.
· 손등이 바닥에 가까워질수록 더 깊이 개방됩니다.
· 가슴이 답답하거나 어깨가 뭉친 날 추천합니다.

귀밑 림프절을 중심으로 부드럽게 자극해 상체 림프 흐름을 깨워주는 저강도 워밍업 루틴입니다.

소요 시간 5~7분 / 난이도 하

귀 뒤 림프절 자극 및 귀 막힘 완화   관자놀이-귀-두피 림프 흐름 케어   턱 근육과 측두부 이완

누워서 귀 주변 림프 지그시 눌러주기

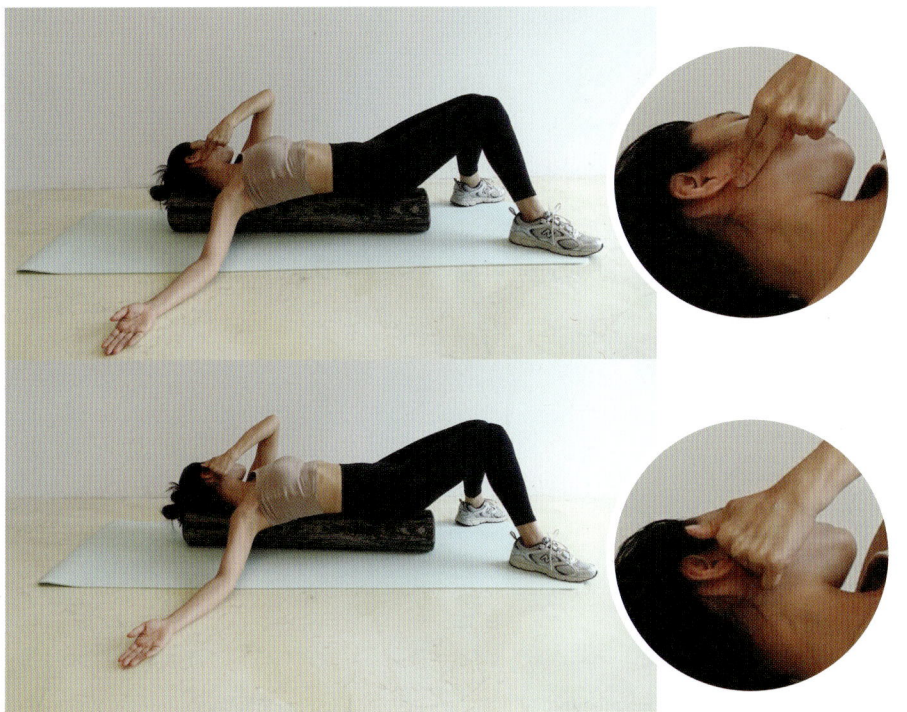

❶ 폼 롤러 위에 등을 대고 눕습니다. 한쪽 팔은 자연스럽게 옆으로 뻗고, 코로 천천히 숨을 들이마시며 몸의 긴장을 풀어주세요.
❷ 반대쪽 손끝으로 귀 앞 림프 부위를 가볍게 누르며 준비합니다.
❸ 숨을 내쉬면서 손끝으로 지그시 5초간 압력을 유지하며 귀 앞 림프 부위가 열리는 느낌에 집중하세요. 숨을 다시 들이마시며 손끝의 힘을 풀고 편안한 자세로 돌아옵니다.
❹ 좌우 각 3회 반복하거나 30초간 유지하세요. 2세트 진행합니다.

point
· 림프절 부위를 누른다기보다 지그시, 림프 흐름을 열어주듯 눌러줍니다.
· 귀 막힘, 턱 뭉침, 두피 뻐근함 등의 증상이 있을 때 특히 효과적입니다.
· 손끝에 집중하며 천천히 숨을 내쉬는 것이 핵심입니다.

앞목 림프 흐름 촉진   쇄골 주변 부기 완화   어깨 말림 예방 및 자세 개선

폼 롤러 위에서 목·쇄골 림프 이완하기

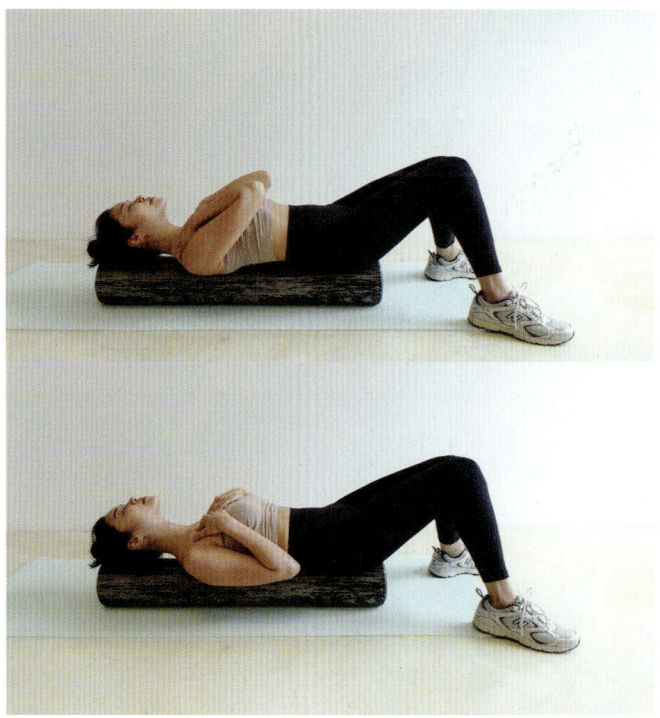

❶ 폼 롤러에 등을 대고 누운 후, 무릎을 세워 안정적으로 중심을 잡습니다.

❷ 양손을 쇄골 위에 겹쳐 가볍게 얹습니다.

❸ 쇄골을 넓히듯 숨을 크게 들이마시고 내쉬며 목과 어깨 앞쪽 긴장을 천천히 풀어줍니다.

❹ 손끝으로 쇄골을 감싸듯 부드럽게 눌러도 좋습니다.

❺ 이 상태로 3~5회 깊게 호흡하거나 30초간 유지합니다. 2세트 진행합니다.

point
- 쇄골 앞이 굳어 있으면 얼굴 부기와 거북목에도 영향을 줍니다.
- 무리하게 힘을 주지 말고 손끝의 체온과 압으로 이완을 유도합니다.
- 고개를 살짝 좌우로 기울이면 더 깊은 이완이 가능합니다.

다이어트 부스터 booster

귀밑 림프 순환 + 유산소 루틴 ❷
귀 주변 순환 점프 루틴

어깨 전후 회전 가동성 향상　**쇄골 및 겨드랑이 림프 흐름 촉진**　**목-어깨 연결 부위의 뭉침 풀기**

누워서 어깨 회전 스트레칭

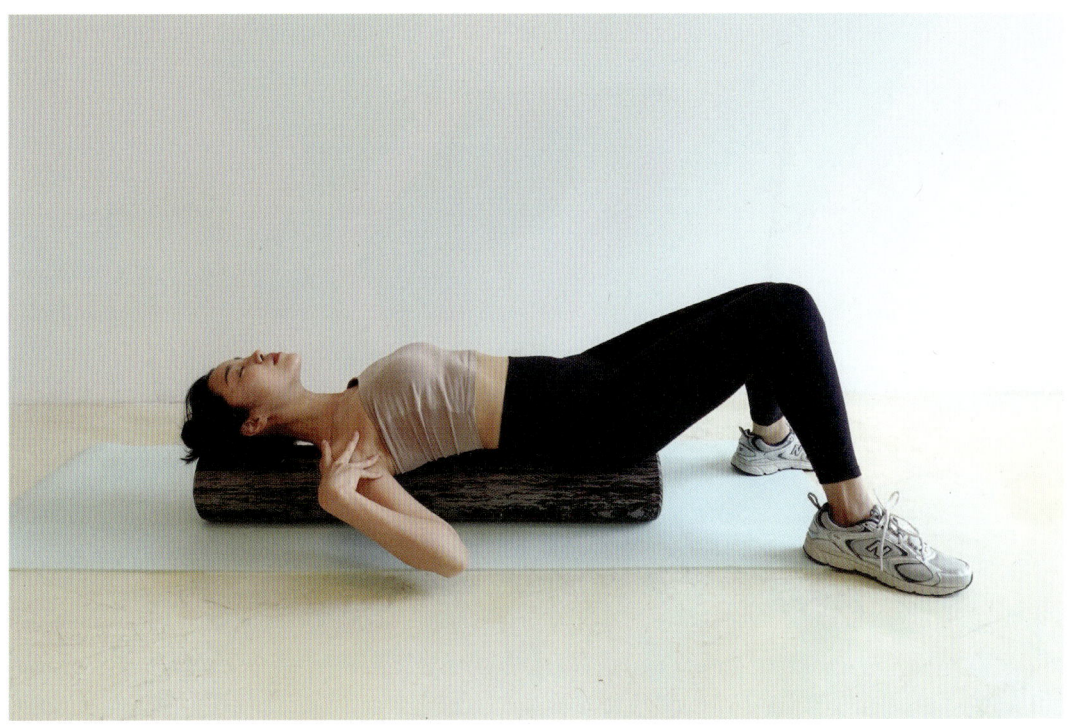

❶ 폼 롤러에 등을 대고 눕고, 무릎은 세워줍니다.
❷ 양팔은 접어 어깨에 가볍게 올린 후 숨을 들이마시며 어깨를 안쪽으로 회전해 어깨 관절을 부드럽게 이완합니다.
❸ 숨을 내쉬며 팔을 원위치로 돌아오게 합니다.
❹ 5회 진행 후 바깥쪽으로도 5회 진행합니다. 2세트 실시합니다.

point
· 어깨 힘은 최대한 빼고, 흉곽이 자연스럽게 확장되도록 유도합니다.
· 목과 쇄골이 함께 열리는 느낌에 집중하세요.

목 주변과 귀밑 림프절까지 순환을 자극해 상체 라인을 정리해주는 유산소 점핑 루틴입니다.

소요 시간 5분 / 난이도 중

`목 옆선 림프 흐름 촉진`　`어깨 말림 완화, 비대칭 정렬`　`승모근 긴장 완화, 목선 정리`

어깨 끌어내리기 릴리즈

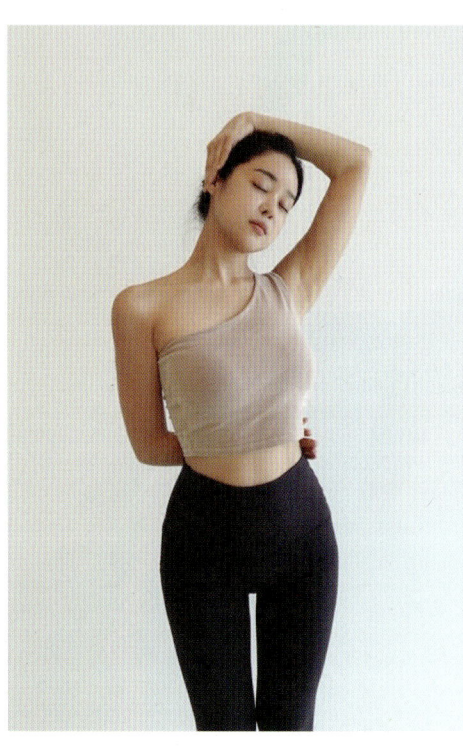
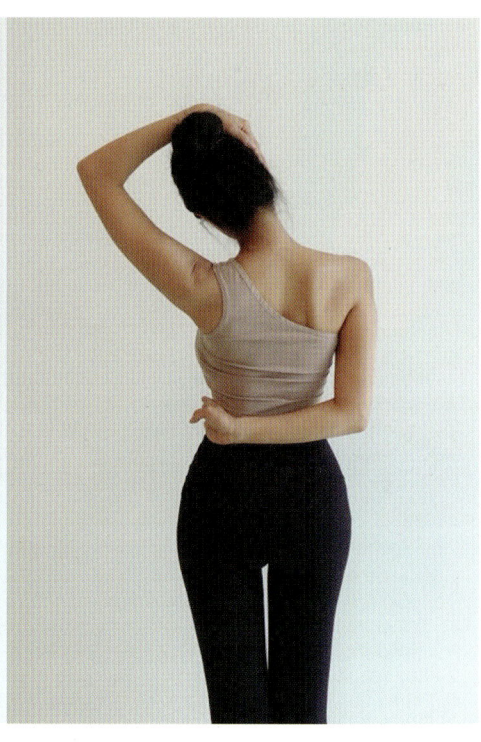

❶ 한 손은 머리 위로 넘겨 귀 옆을 감싸듯 잡습니다.
❷ 반대쪽 손은 허리 뒤로 보내 손등이 등 쪽에 닿게 합니다.
❸ 숨을 들이마시며 척추를 길게 세우고, 내쉬며 머리를 천천히 옆으로 당기면서 반대쪽 어깨를 아래로 끌어내립니다.
❹ 고개는 바닥이나 정면을 향하며 각도 조절. 5초 유지, 좌우 3회 반복. 2세트 진행합니다.

point
· 어깨가 따라 올라가지 않도록 확실히 끌어내립니다.
· 귀-어깨 사이 공간을 최대한 넓힌다는 느낌으로 진행하세요.
· 고개 각도에 따라 자극되는 부위가 달라집니다. 바닥을 보면 등이, 정면을 보면 목 옆선이 자극됩니다.

`겨드랑이 림프 정체 해소` `견갑골 안정화` `등 상부 이완` `어깨 긴장 풀고 림프 흐름 활성화`

폼 롤러로 겨드랑이 림프 밀어내기

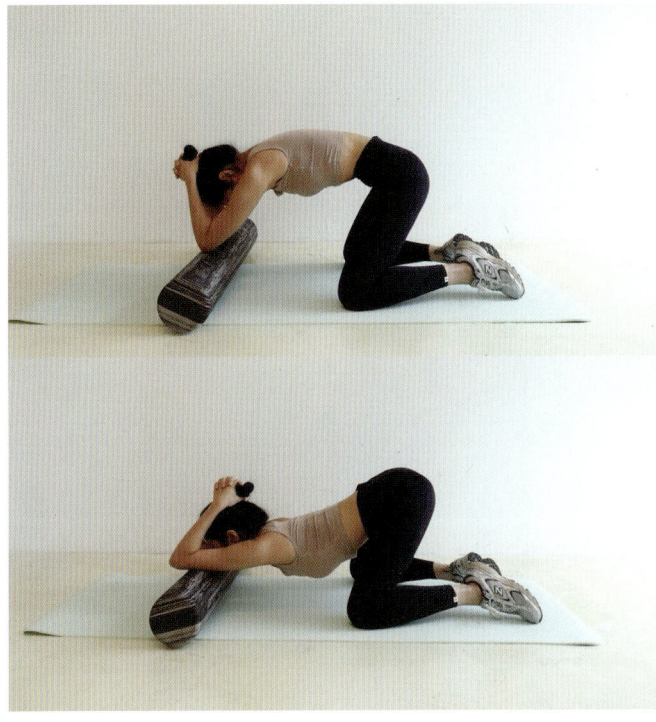

❶ 무릎을 굽히고 엉덩이를 높이 든 상태(고양이 자세처럼)로 준비합니다.
❷ 팔꿈치를 폼 롤러에 대고, 손은 머리 뒤를 감싸듯 깍지를 끼세요.
❸ 숨을 들이마시며 등을 동그랗게 말아 준비합니다.
❹ 숨을 내쉬며 팔꿈치로 폼 롤러를 앞쪽으로 굴리면서 겨드랑이를 길게 밀어냅니다.
❺ 등을 늘이며 겨드랑이와 어깨 앞면이 길어지도록 유지합니다.
❻ 5초 유지한 후 천천히 되돌아오며 3회 반복. 2세트 진행합니다.

point
- 엉덩이는 들고, 허리가 꺼지지 않게 코어에 살짝 힘을 줍니다.
- 팔꿈치로 폼 롤러를 굴릴 때, 어깨 앞면과 겨드랑이 쪽 자극에 집중하세요.
- 머리와 목은 힘을 빼고 겨드랑이 이완에 집중하세요.

3 마무리 스트레칭

운동과 괄사 자극 후 귀밑 림프절과 목선 라인을 안정화하는 릴랙싱 스트레칭 루틴입니다.

01 정수리 쭉! 귀·목 림프 늘이기

3회

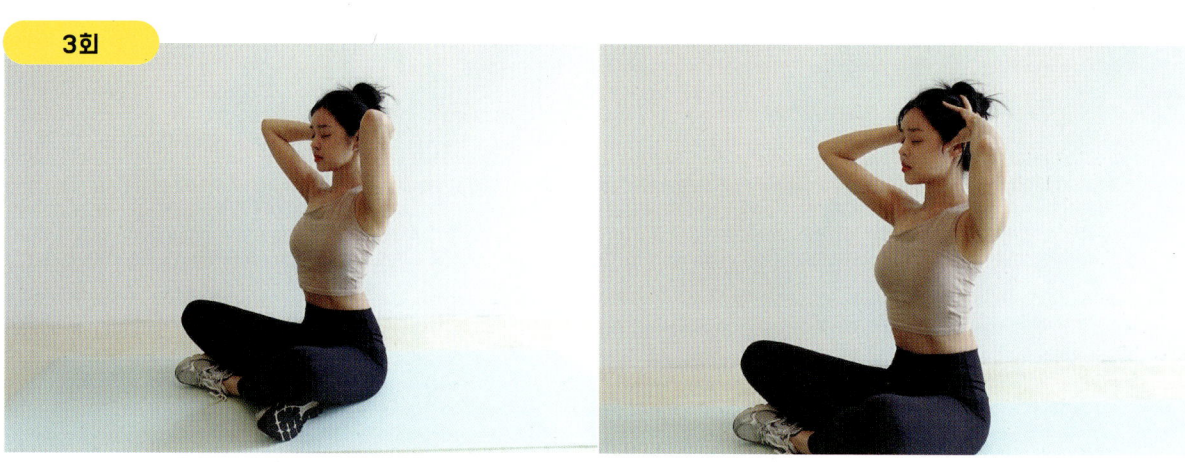

❶ 다리를 가볍게 교차하고 앉아, 손을 머리 뒤로 깍지 낍니다.
❷ 팔꿈치를 살짝 열며 가슴을 펴고, 척추를 길게 세웁니다.
❸ 정수리를 천장 쪽으로 끌어올리듯 목을 늘입니다.
❹ 어깨는 아래로 툭 떨구며 턱은 살짝 당긴 상태를 유지합니다.
❺ 5초간 유지하며 깊게 호흡, 3회 반복합니다.

02 쇄골 아래 귀·목 림프 당기기

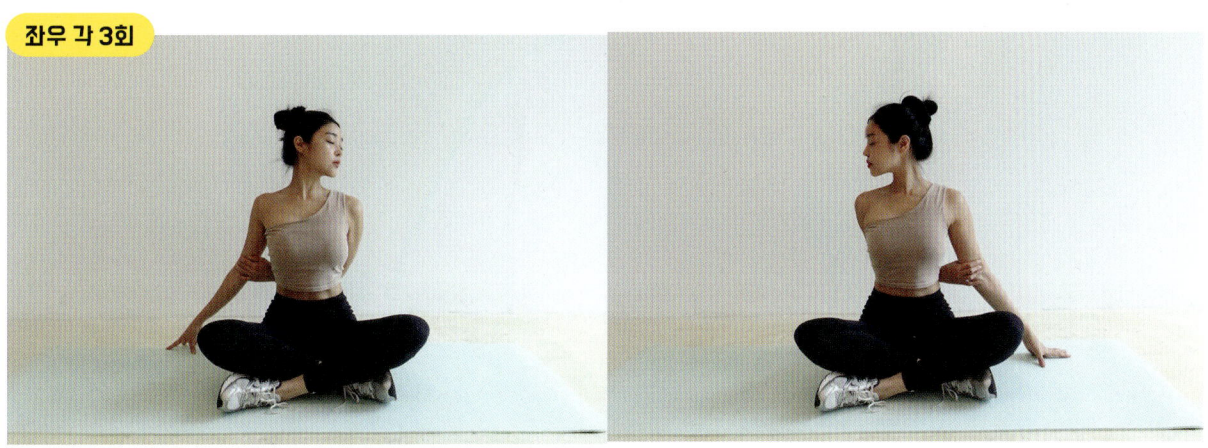

좌우 각 3회

❶ 편하게 앉아 양다리를 교차합니다.
❷ 왼팔을 등 뒤로 넘겨 오른쪽 팔뚝을 잡고, 어깨를 펴줍니다.
❸ 시선을 왼쪽 뒤편으로 천천히 돌리며 고개를 회전합니다.
❹ 이때 귀 아래부터 쇄골까지 림프선을 따라 늘어나는 느낌을 유지합니다.
❺ 5초간 유지하며 깊게 호흡하고 좌우 3회 반복합니다.

03 사이드 쿼드 스트레칭

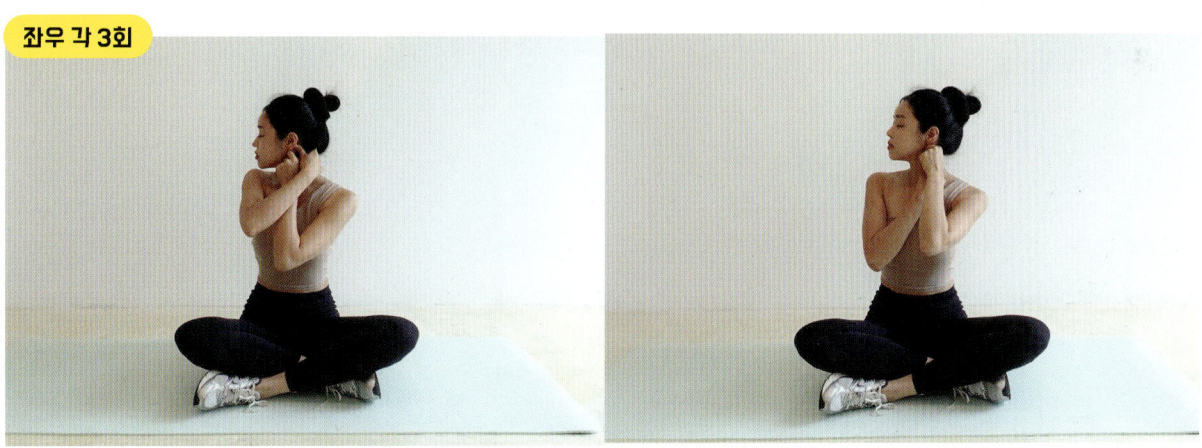

좌우 각 3회

❶ 편안히 앉아 양손 손끝으로 귀 주변을 감쌉니다.
❷ 귀 앞, 귀 뒤, 귀 아래를 순서대로 꾹꾹 지그시 눌러줍니다.
❸ 각 부위를 3초 이상 눌렀다 천천히 풀기를 반복합니다.
❹ 귀 전체를 부드럽게 문지르며 마무리합니다.

ed.
PART 3

기적의 관자놀이 & 두피 괄사 따라 하기

림프와 혈류, 자율신경이 교차하는 관자놀이와 두피는 순환이 정체되면 두통, 안면 긴장, 집중력 저하 등이 동반되기 쉽습니다. 이번 루틴은 관자놀이, 두피 측면, 정수리 중심부를 따라 림프 흐름과 혈류를 개선해 전신 컨디션을 부드럽게 회복시키는 데 중점을 두었습니다. '이완 → 자극 → 림프 유도 → 순환 자극'으로 구성했으며, 부드러운 터치로 신경계 안정까지 고려한 루틴입니다.

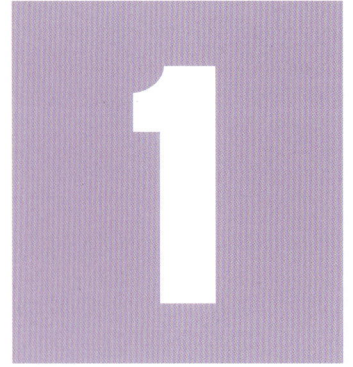

준비운동

하루 동안 굳어 있던 얼굴 근육과 관자놀이 주변의 림프를 먼저 가볍게 깨워주세요. 관자 → 귀 앞 → 귀 뒤로 연결되는 얼굴 림프 통로를 살짝만 열어줘도 눈 주변 피로감이 풀리고, 두피까지 이어지는 혈액순환이 훨씬 더 원활해집니다.

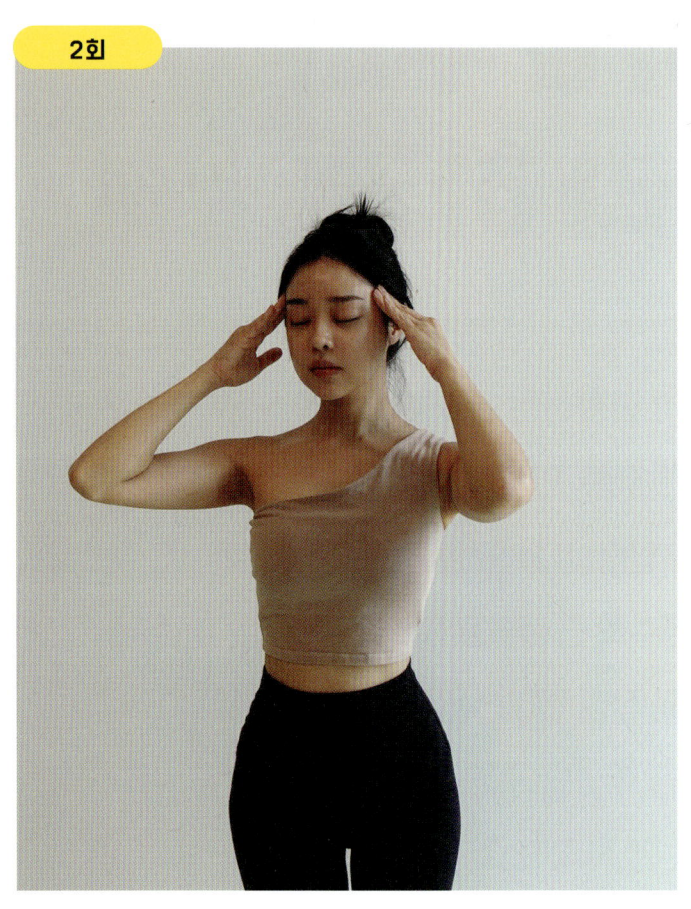

01

손끝으로 관자놀이 주변을 부드럽게 눌러 원을 그리며 10초간 자극합니다.

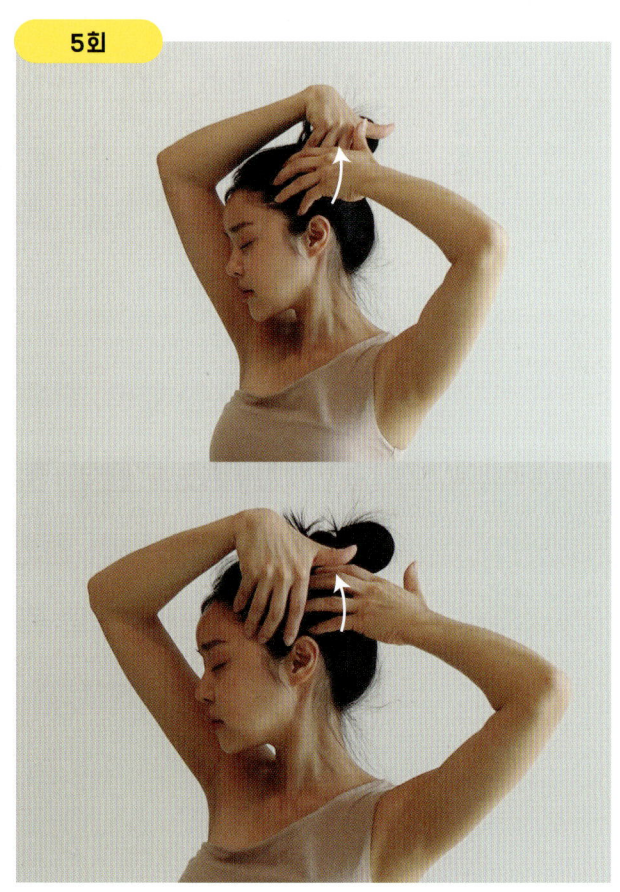

02

손끝으로 두피 측면(귀 위쪽부터 정수리 방향)을 천천히 쓸어올립니다.

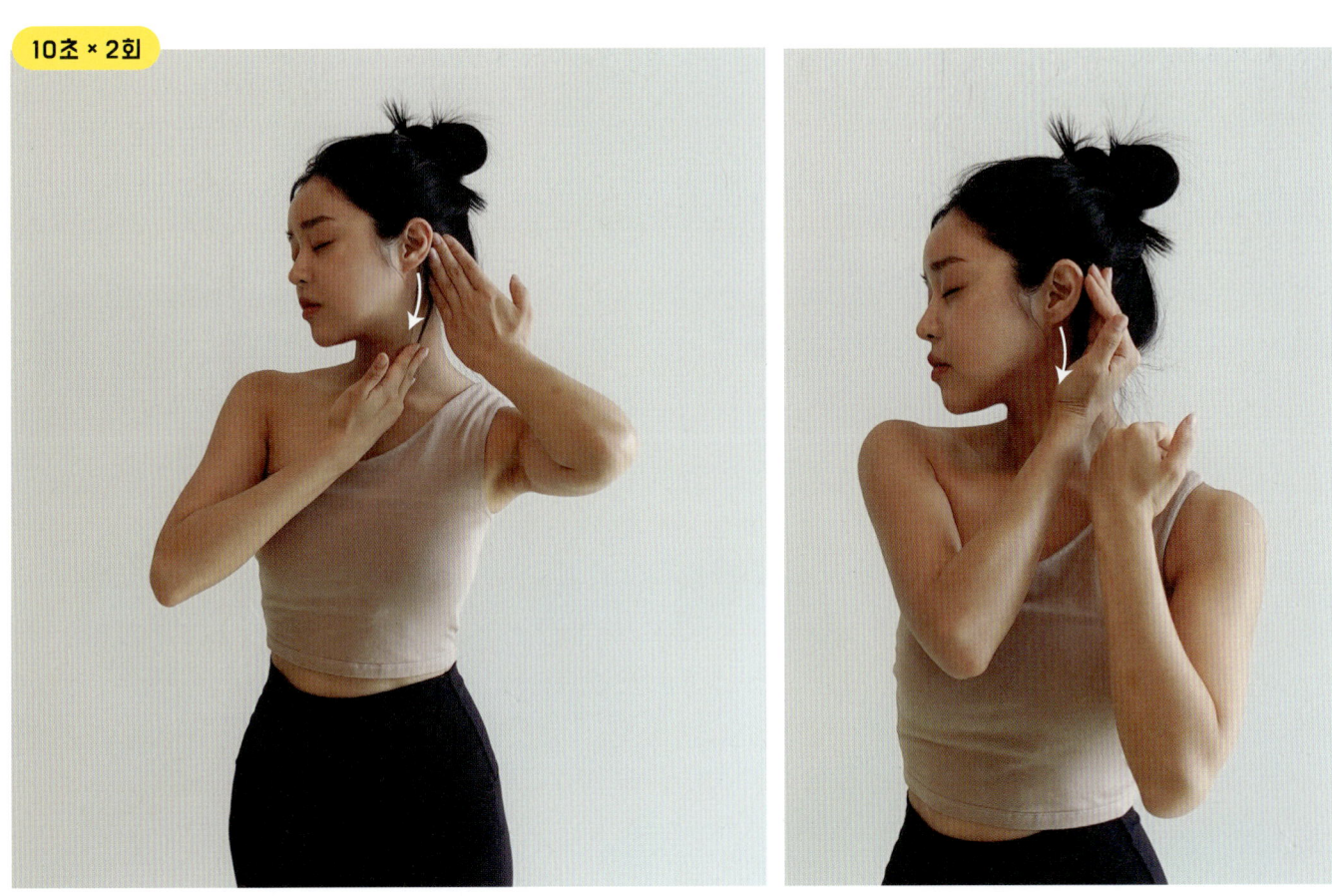

03

손날로 뒷머리 두피(후두부 아래)에서 목 뒷라인까지 부드럽게 눌러줍니다.

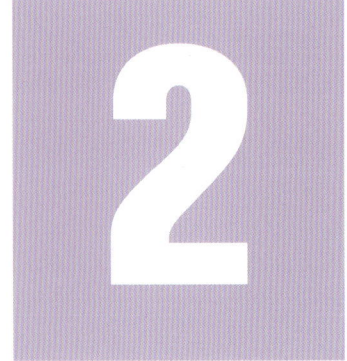

본격 괄사

· 권장 횟수 : 주 3~5회
· 소요 시간 : 10~12분

집중력이 떨어졌을 때나 자기 전 릴랙싱 루틴으로 활용하면 좋습니다.

01 릴리즈 & 이완

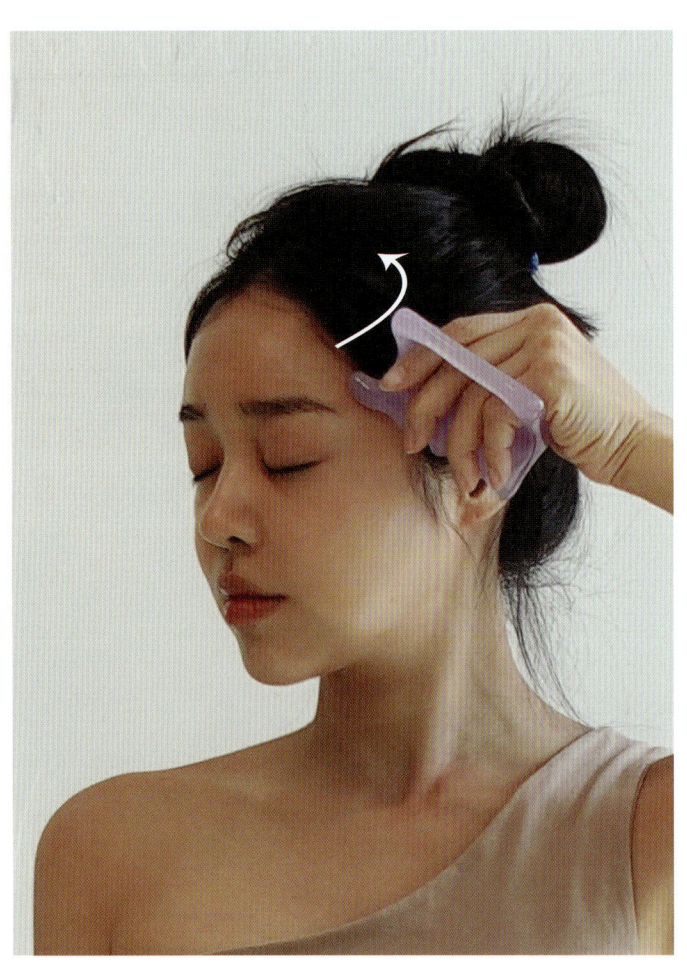
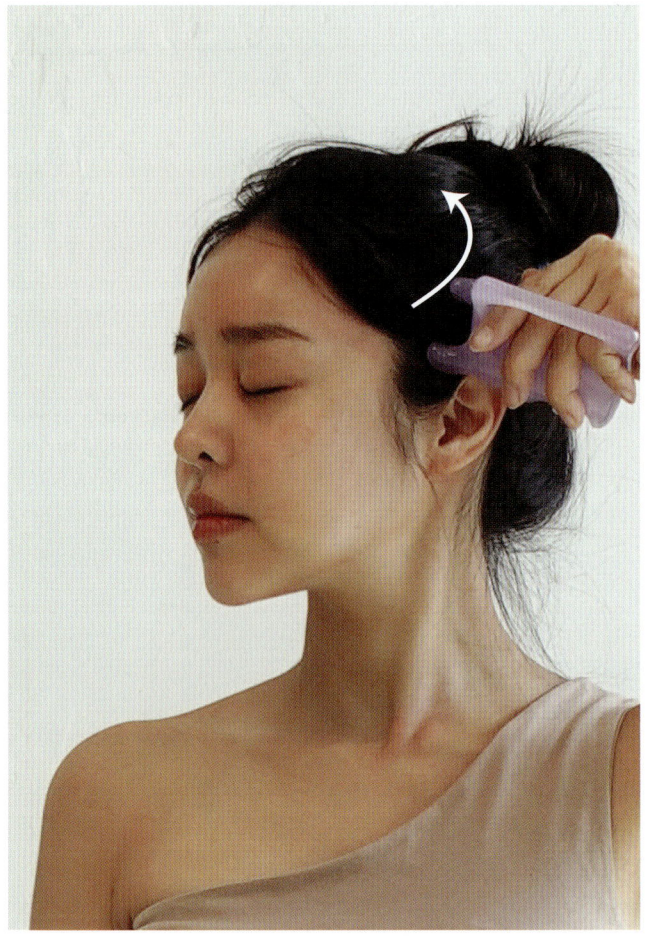

관자놀이에서 시작해 괄사의 곡선 부분으로 두피 측면을 천천히 쓸어올립니다. 관자놀이 → 귀 위 → 정수리 방향으로 5회 반복. 압력은 최소화하고, 두피가 부드럽게 움직이도록 진행합니다.

효과	두통, 안면 피로 완화 / 두피 긴장 해소 / 집중력 향상
집중 부위	관자놀이 / 두피 측면 / 정수리 중심 / 후두부
효과 극대화	귀 앞부터 목 옆 라인을 길게 늘인 상태에서 호흡을 정리한 후 괄사를 시작해주세요.

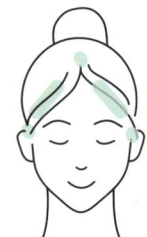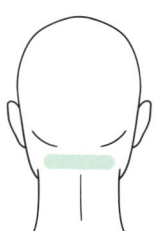

02 집중 자극

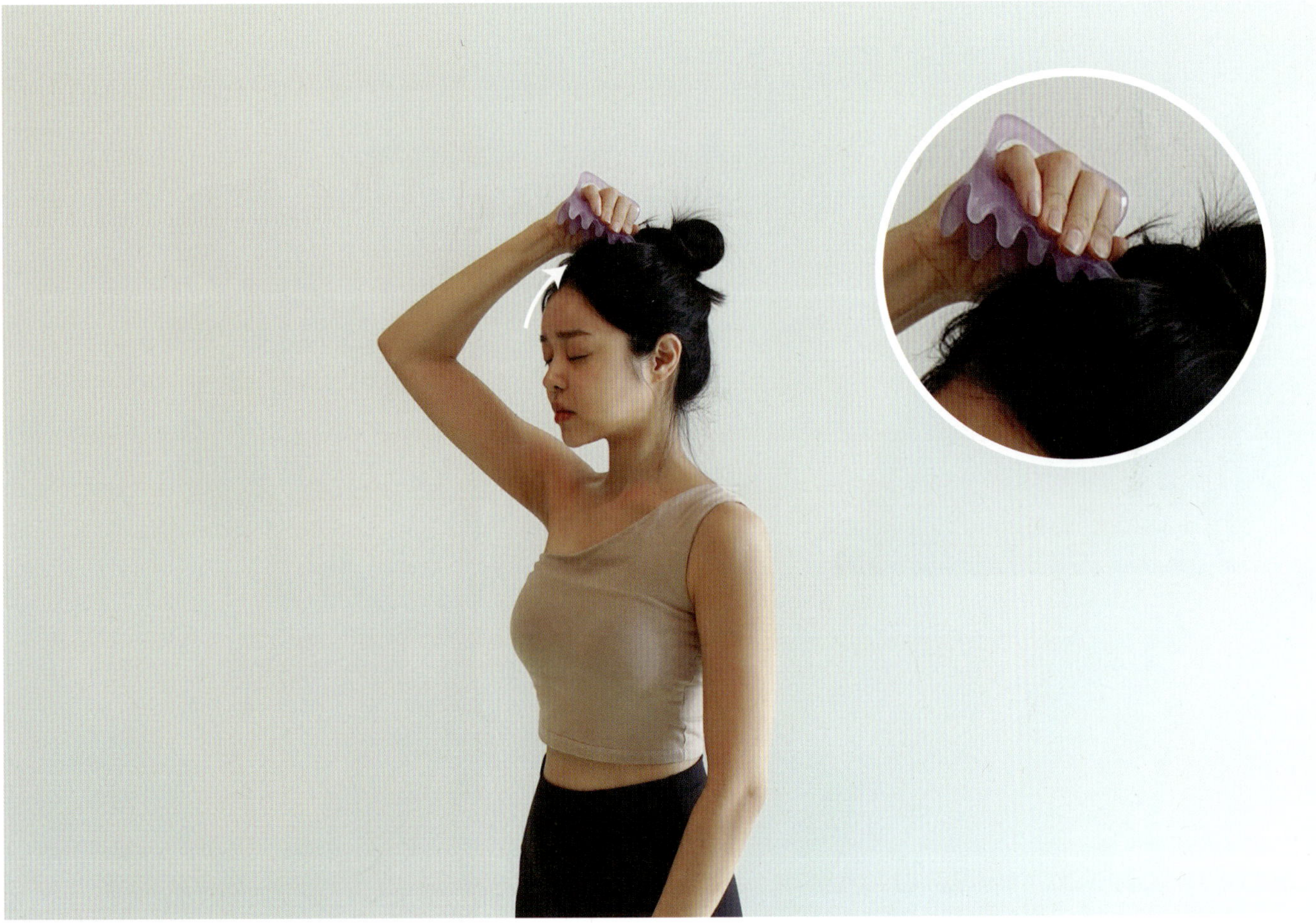

괄사의 둥근 부분으로 정수리 중심을 5초간 지그시 눌러줍니다. 이어서 이마 중앙 → 정수리 방향으로 부드럽게 원을 그리며 자극합니다. 각 부위 3~5회 반복.

03 림프 흐름 유도

두피 측면(귀 위) → 후두부 → 목 뒤 라인을 따라 손끝 또는 괄사로 쓸어내립니다. 압력은 일정하게 유지하고, 좌우 각 5회 반복합니다.

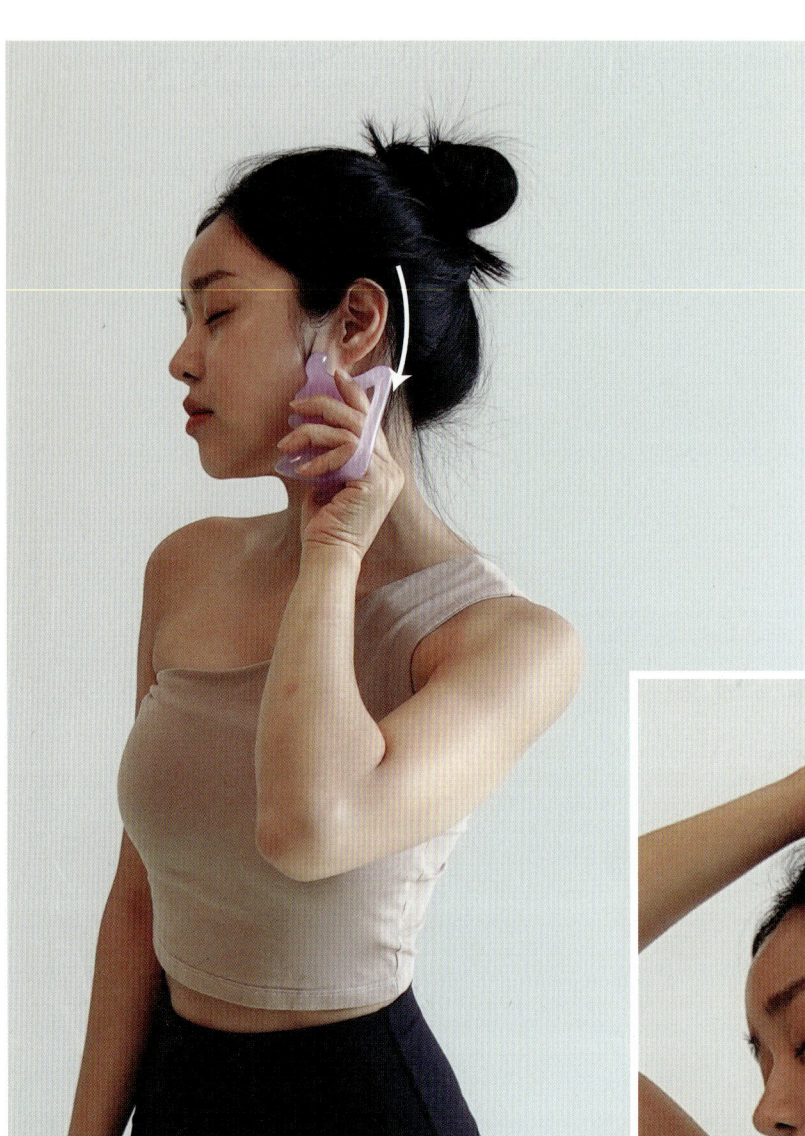

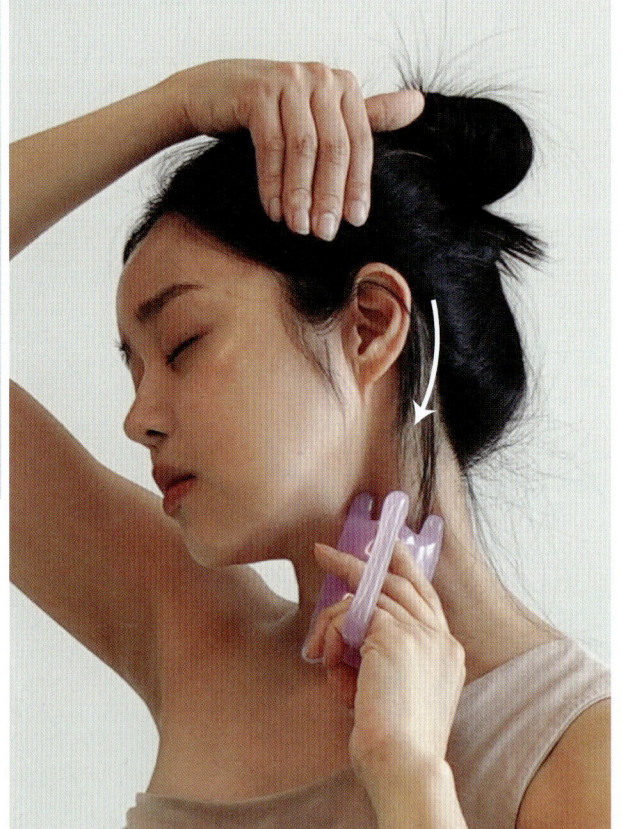

04 순환 자극 운동

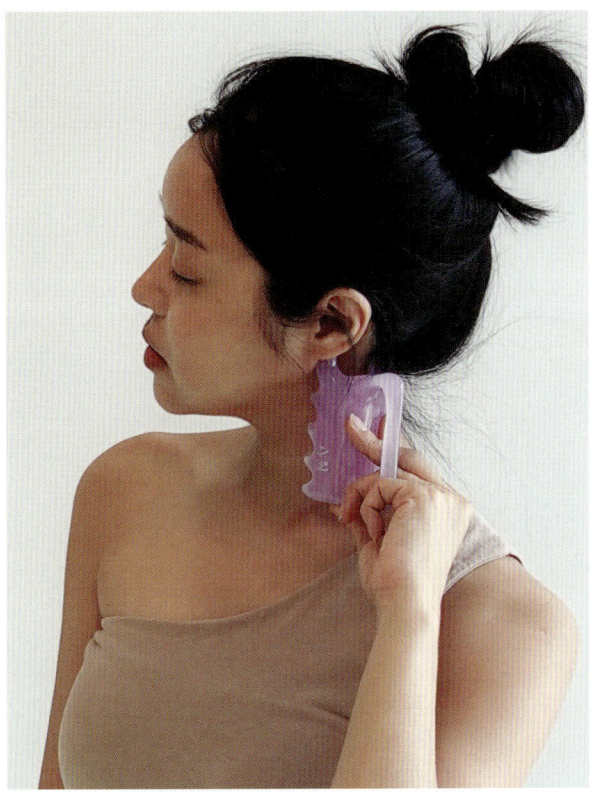 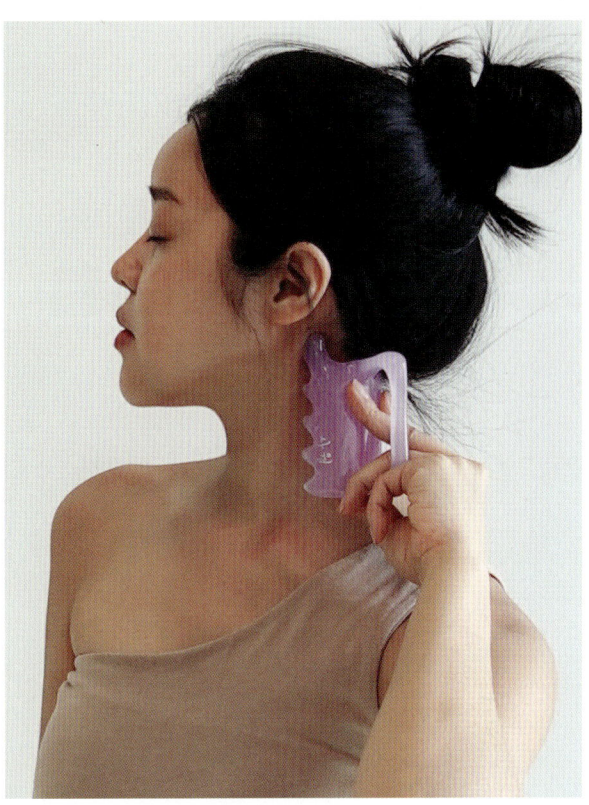

목 뒤, 후두부를 괄사 끝으로 누르고 고개로 무게를 실어 자극을 극대화합니다.

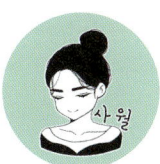

사월's 효과 부스트

관자놀이와 두피는 자율신경과 림프 흐름이 교차하는 핵심 지점입니다. 괄사 자극 시 심호흡을 병행하면 뇌와 얼굴 전체의 긴장을 빠르게 완화할 수 있어요. 특히 온찜질을 하거나 따뜻한 수건을 이마와 귀 주변에 올린 뒤 괄사를 진행하면 림프 흐름이 부드럽게 열리며 효과가 배가됩니다. 또 괄사 직후 손끝 또는 롤러로 두피를 천천히 마사지해주면 뇌 림프 순환이 촉진되어 정신적 피로와 두통 완화, 숙면까지 유도할 수 있어요.

Tip. 취침 30분 전 조용한 공간에서 아로마 향과 함께 진행하면, 하루의 피로를 녹이는 완벽한 힐링 루틴이 완성됩니다.

다이어트 업 / UP

관자놀이 & 두피 순환 자극 루틴 ❶
관자놀이 릴리즈 & 이완 루틴

`관자놀이 림프 자극으로 두피 순환 개선` `측두부 근막 이완` `리프팅 효과, 두통 완화`

관자놀이 리프트

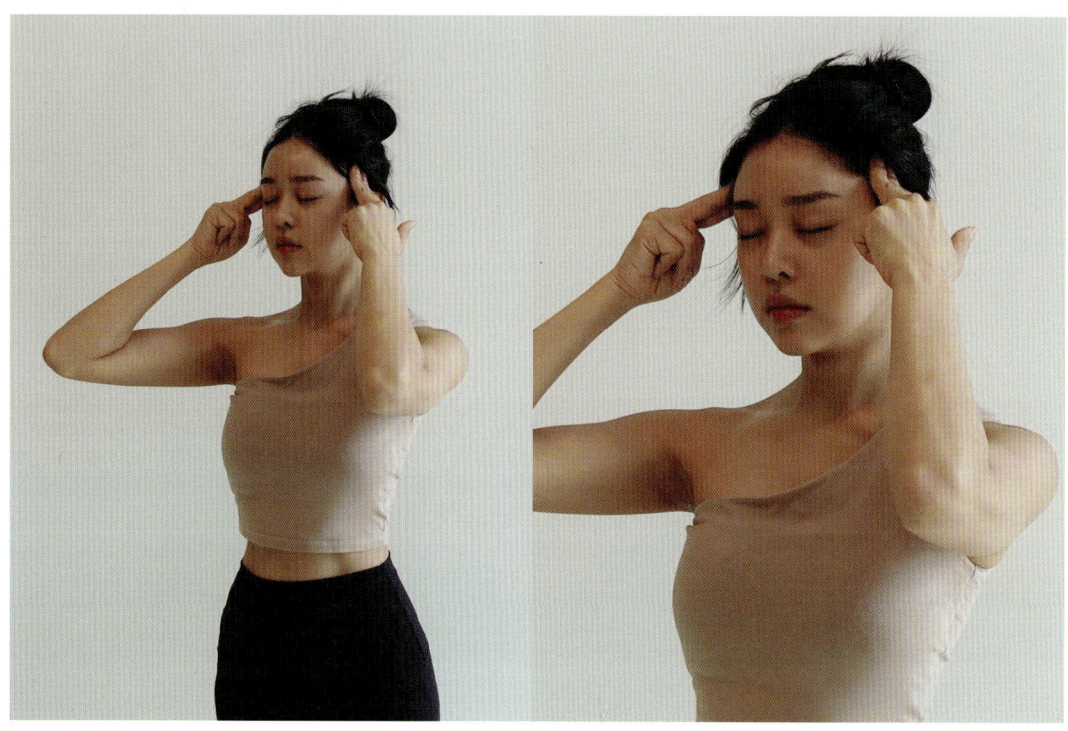

❶ 자연스럽게 서서 목을 길게 세운 상태로 양손 검지와 중지를 관자놀이에 가볍게 올립니다.

❷ 숨을 들이마시며 관자놀이를 지그시 눌러 고정한 상태에서 머리 양쪽을 위로 살짝 끌어 올리듯 부드럽게 리프트합니다.

❸ 5초간 유지한 후 숨을 내쉬며 힘을 풀고 원위치로 돌아옵니다. 5회 반복합니다.

point
- 꾹 누르기보다 지그시 끌어올리는 느낌으로 진행합니다.
- 턱의 힘을 빼고 목은 자연스럽게 세웁니다.
- 두피가 말랑해지는 느낌에 집중하며 실행합니다.

이번 루틴은 관자놀이 주변 림프절과 두피를 부드럽게 자극해 하루의 피로를 정리하고, 두피 탄력과 뇌 림프 순환을 유도하는 데 초점을 맞췄습니다.

소요 시간 6~10분 / 난이도 하

`귀 옆-관자놀이 림프 흐름 개선` `측두부, 두피의 긴장 완화` `리프팅 효과, 눈가·광대 주변 순환 자극`

빗살 손끝 리프팅

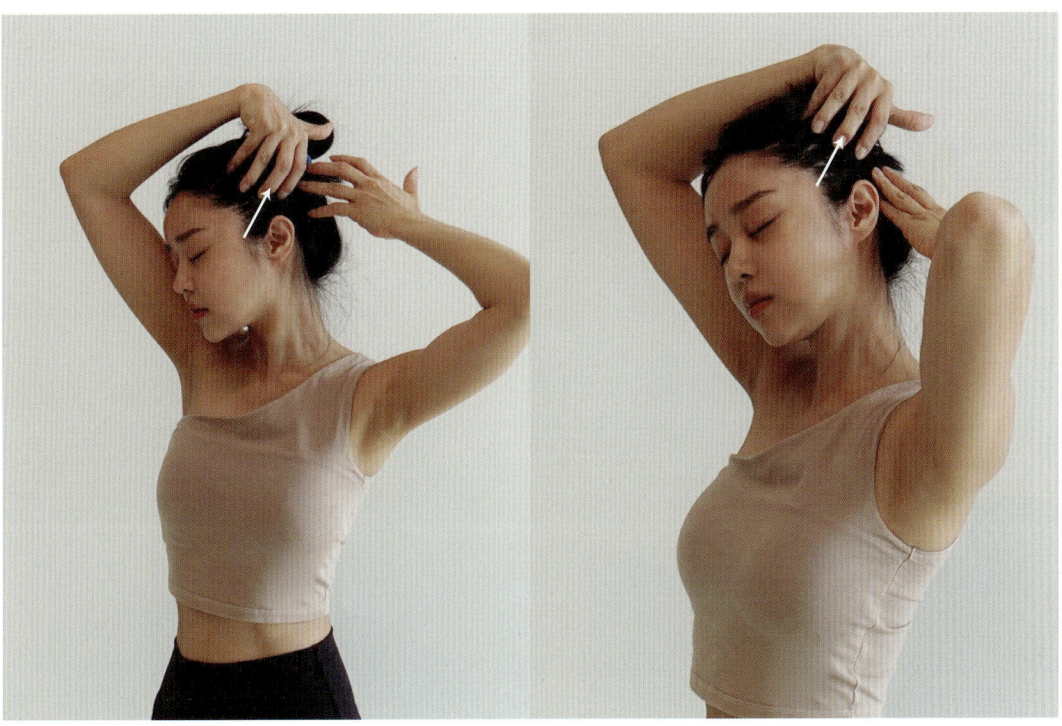

❶ 손가락을 넓게 펼쳐 빗살처럼 만듭니다.

❷ 양손을 귀 옆, 관자놀이에 대고 숨을 들이마시며 준비합니다.

❸ 숨을 내쉬며 손끝으로 머리 측면(측두부)을 위로 끌어올리듯 쓸어올립니다.

❹ 3~5초간 유지한 후 천천히 손을 풀며 돌아옵니다. 5회 반복합니다.

point
- 손끝 전체를 사용해 넓게 리프팅합니다.
- 귀 옆 → 관자놀이 → 머리 위 방향으로 진행합니다.
- 두피까지 연결되며 뻐근한 긴장이 풀리는 느낌이 느껴질 정도로 확실히 쓸어올립니다.

| 귀 옆, 측두부 리프팅으로 림프 자극 | 승모근 긴장 해소, 어깨·목선 이완 | 귀, 목 라인 부기 완화, 순환 정돈 |

어깨 내리고 측두부 리프팅

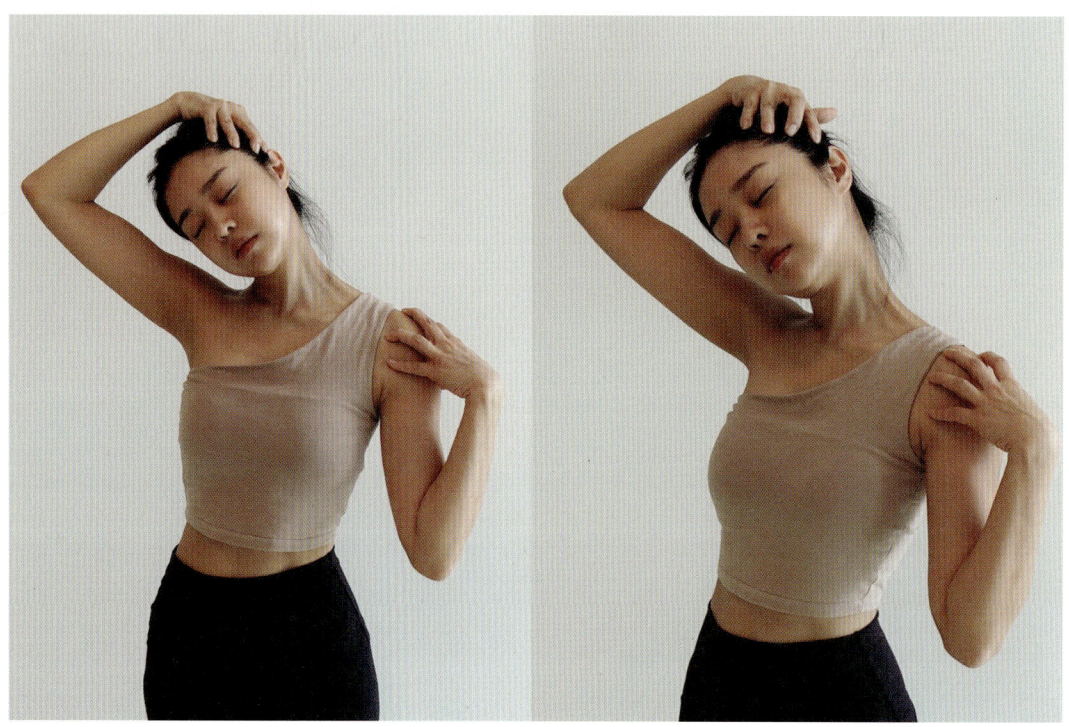

❶ 한 손의 손가락을 활짝 펼쳐 빗살처럼 만듭니다.
❷ 손끝을 머리 측면(측두부)에 넓게 대고, 반대쪽 손은 어깨를 감싸듯 누릅니다.
❸ 숨을 들이마시며 준비한 후, 내쉬며 머리는 위로, 어깨는 아래로 끌어당기듯 늘여줍니다.
❹ 목 옆 라인을 늘이는 느낌으로 5초간 유지, 3회 반복합니다.

point
· 귀와 어깨 사이가 최대한 멀어지도록 합니다.
· 손끝은 두피를 감싸듯 넓게 접촉해서 자극합니다.

다이어트 업
UP

관자놀이 & 두피 순환 자극 루틴 ❷
두피 순환 자극 & 탄력 루틴

`정수리 주변 림프 및 혈액순환 자극`   `두피 리프팅, 묵직한 머리 해소`   `귀·어깨·목 연결부 이완 유도`

무거운 정수리 깨우기

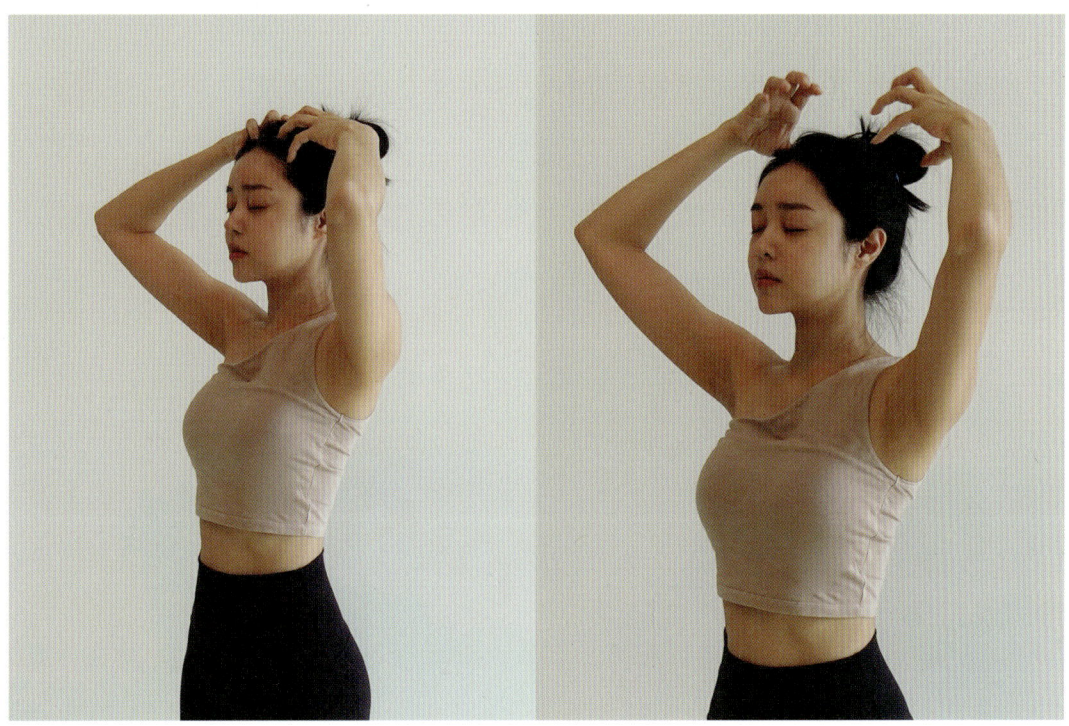

❶ 양손의 손끝을 활짝 벌려 빗살처럼 만듭니다.
❷ 손끝을 정수리 전체에 가볍게 얹습니다.
❸ 숨을 들이마시며 손끝으로 부드럽게 감싸듯 준비하고, 숨을 내쉬며 위로 리프팅하듯 끌어올리면서 정수리를 가볍게 두드립니다.
❹ 10초간 톡톡 두드린 후, 5초간 눌러 리프팅합니다. 총 2~3세트 반복.

point
· 손바닥 말고 손끝만 사용해 자극합니다.
· '끌어올리며 두드린다'는 느낌을 유지합니다.
· 두피 긴장이 완화되고 머리가 맑아지는 느낌을 유도합니다.

괄사 자극 후 림프 흐름을 자연스럽게 이어주는 스트레칭입니다.

소요 시간 5~7분 / 난이도 하

`뒷목 근막 이완, 거북목 개선` `앞목(설골 주변) 림프 자극` `턱 라인 정돈, 목선 길게 정렬`

앞뒤 목선 정돈, 림프를 깨우는 스트레칭

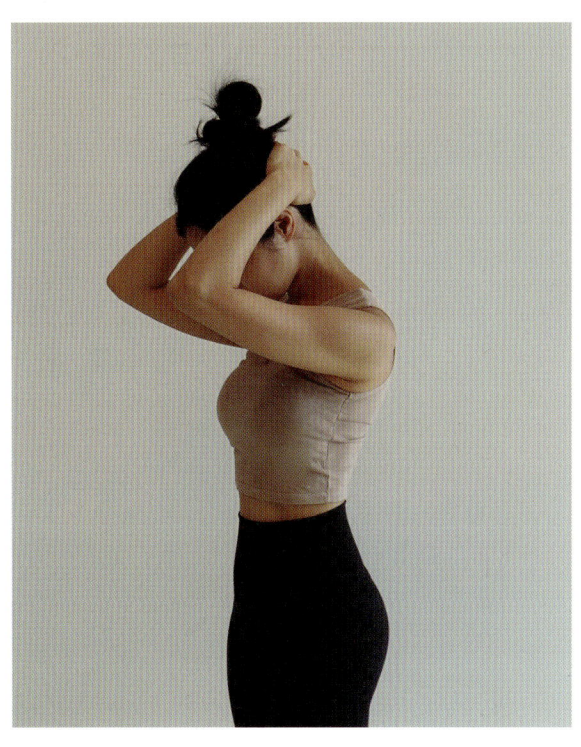 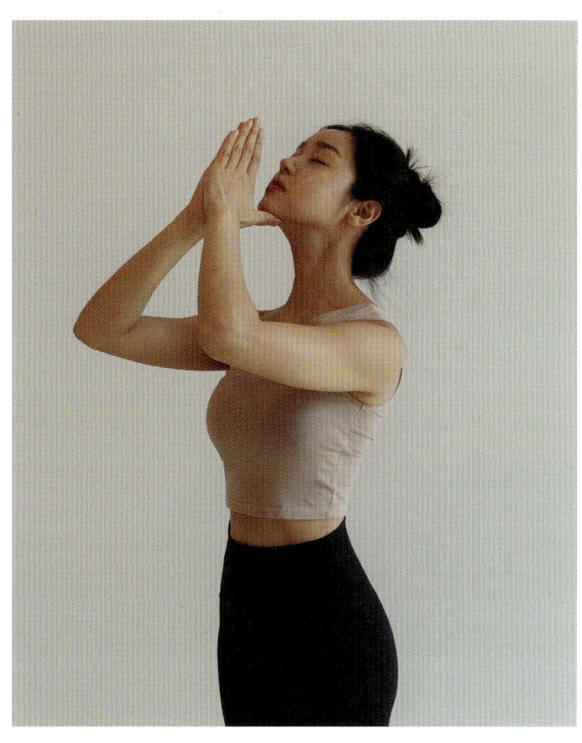

뒷목 스트레칭

❶ 양손을 깍지 끼고 머리 뒤에 둡니다.
❷ 숨을 내쉬며 턱을 쇄골 가까이 당기면서 뒷목을 길게 늘입니다.
❸ 5초간 유지한 후, 천천히 돌아옵니다. 3회 반복합니다.

앞목 스트레칭

❶ 양손을 합장해 엄지 끝을 턱 끝에 댑니다.
❷ 숨을 들이마시며 정수리를 끌어올리고, 내쉬며 턱을 천장 쪽으로 들어 올립니다.
❸ 앞목을 길게 늘이면서 5초간 유지. 3회 반복합니다.

point
· 뒷목 스트레칭 시 팔로 과하게 압력을 가하지 말고 부드럽게 진행합니다.
· 앞목 스트레칭 시 턱에만 힘을 주지 말고 정수리도 함께 끌어올립니다.
· 앞뒤 교차 자극으로 림프 순환 효과를 극대화합니다.

| 귀밑 림프절 자극 | 목 회전 시 림프 흐름 유도 | 턱선 부기 완화, 경추 유연성 증가 |

귀밑 림프 지그시 회전 릴리즈

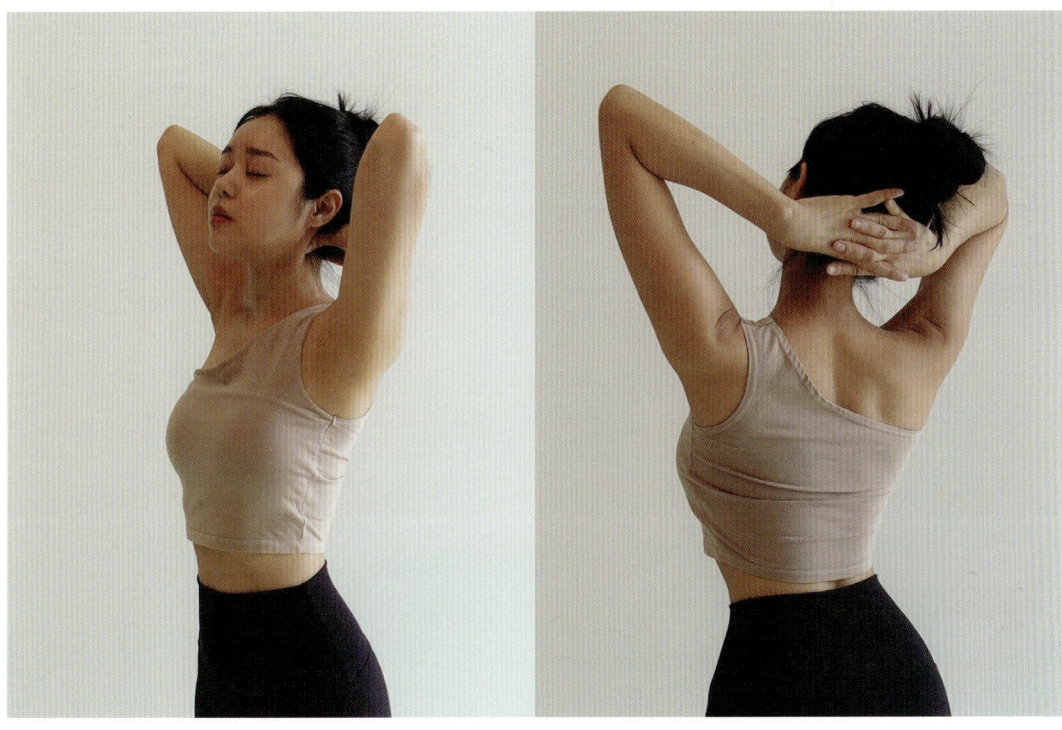

❶ 머리 뒤에서 양손을 깍지 끼고, 엄지는 귀밑(림프절 부위)에 둡니다.
❷ 정면을 바라보며 숨을 들이마시며 준비합니다.
❸ 숨을 내쉬며 고개를 오른쪽으로 천천히 돌리면서 귀밑 림프절을 엄지로 지그시 누릅니다.
❹ 정면으로 돌아왔다가 반대 방향도 동일하게 반복합니다.
❺ 좌우 각 3회 반복합니다.

point
· 목을 돌릴 때 림프절에 압력을 살짝 더하며 깊은 자극을 줍니다.
· 어깨 힘은 완전히 빼고, 느리고 부드럽게 움직입니다.
· 턱의 힘을 빼고 목만 회전하는 느낌을 유지합니다.

다이어트 부스터 booster
관자놀이 & 두피 순환 + 유산소 루틴 ❶
두피 림프 워크 루틴

`경추 주변 림프 흐름 정리`　`뒷목, 귀 아래 림프 순환 촉진`　`긴장된 두피, 측두부 이완`

폼 롤러로 좌우 목 릴리즈

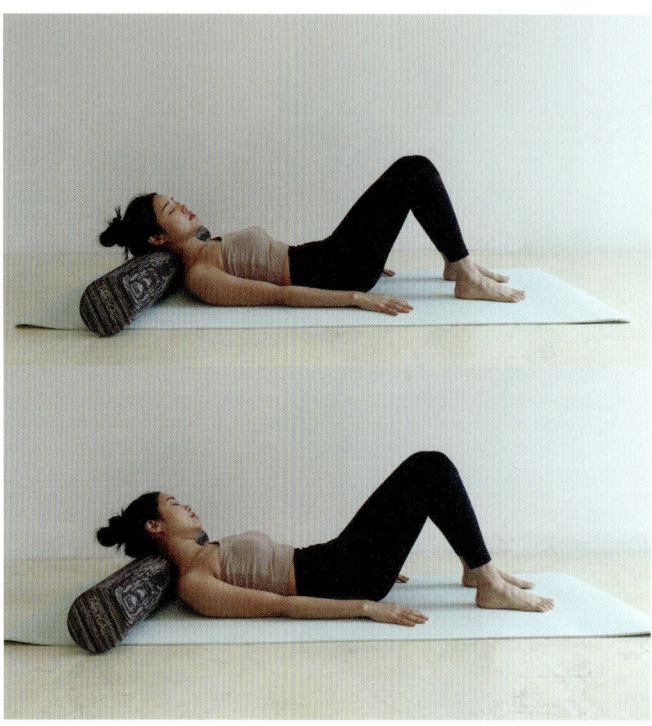

❶ 등을 대고 바닥에 눕고, 폼 롤러를 머리 뒤에 베개처럼 받칩니다.
❷ 무릎은 세워 허리를 안정적으로 고정합니다.
❸ 눈을 감고 숨을 들이마시며 긴장을 풀고 준비합니다.
❹ 숨을 내쉬며 머리를 좌우로 천천히 굴리면서 목을 이완합니다.
❺ 고개를 편안하게 내려놓는 느낌으로 좌우 각 3~5회 반복합니다.

point
· 목을 힘으로 돌리기보다 머리 무게로 자연스럽게 움직입니다.
· 귀 뒤 림프절이 닿을 수 있도록 천천히 좌우로 굴립니다.
· 눈을 감고 턱의 힘을 풀면 효과가 더 커집니다.

관자놀이와 두피 주변의 순환을 자극하면 두피 릴랙스, 집중력 회복, 상체 부기 개선에 효과적입니다. 이번 루틴은 림프 순환 + 유산소 자극 + 이완의 흐름으로 설계했습니다.
소요 시간 5~7분 / 난이도 중

`뒷목(후두부) 긴장 완화` `귀 뒤 림프절 → 어깨 방향 림프 흐름 유도` `승모근, 목선 정돈`

귀 뒤 끌어내리기 스트레칭

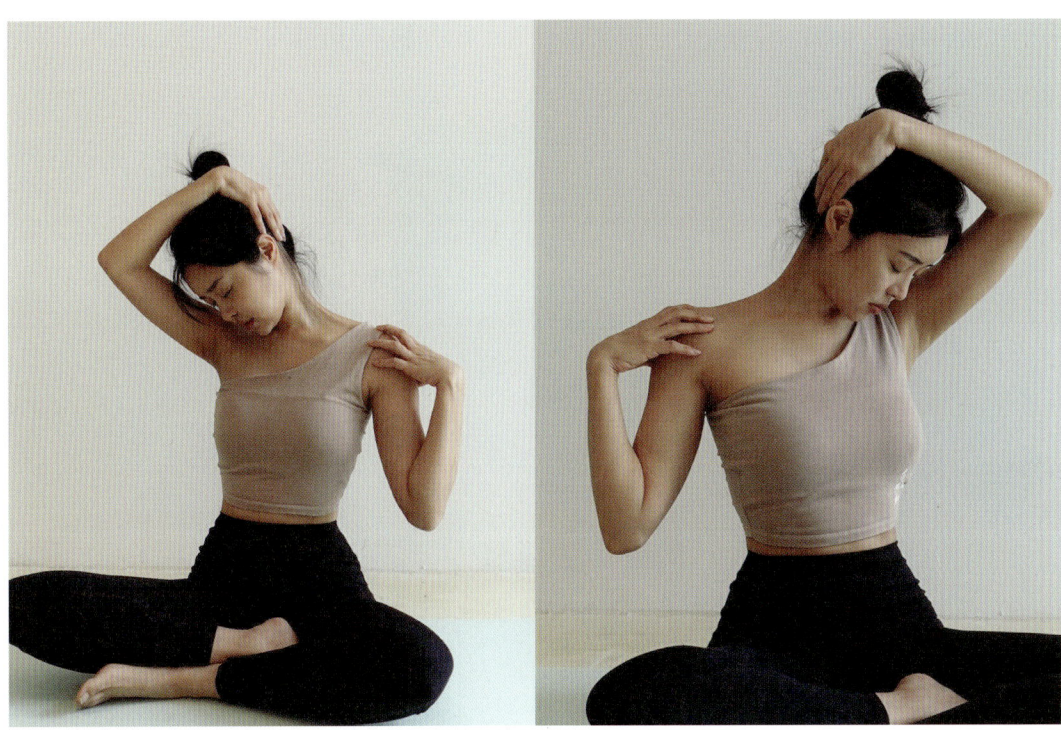

❶ 편하게 앉아 한 손으로 어깨를 감싸듯 잡습니다.
❷ 다른 손은 같은 쪽 귀 뒤를 감싸듯 얹습니다.
❸ 숨을 들이마시며 척추를 곧게 세우고, 내쉬며 귀 뒤를 위 → 아래 사선 방향으로 지그시 당깁니다.
❹ 5초간 유지한 후 천천히 돌아오기를 3회 반복합니다.

point
- 어깨는 아래로 끌어내리며 늘여줍니다.
- 뒷목을 당기는 것이 아니라, 목 전체를 '길게 이완'하는 느낌으로 진행합니다.

두피 아래 림프 및 혈류 자극　　상체 림프 순환　　뇌 릴랙스　　어깨, 팔 삼각 고정으로 중심 안정화

두피 순환 업 림프 헤드 스탠드

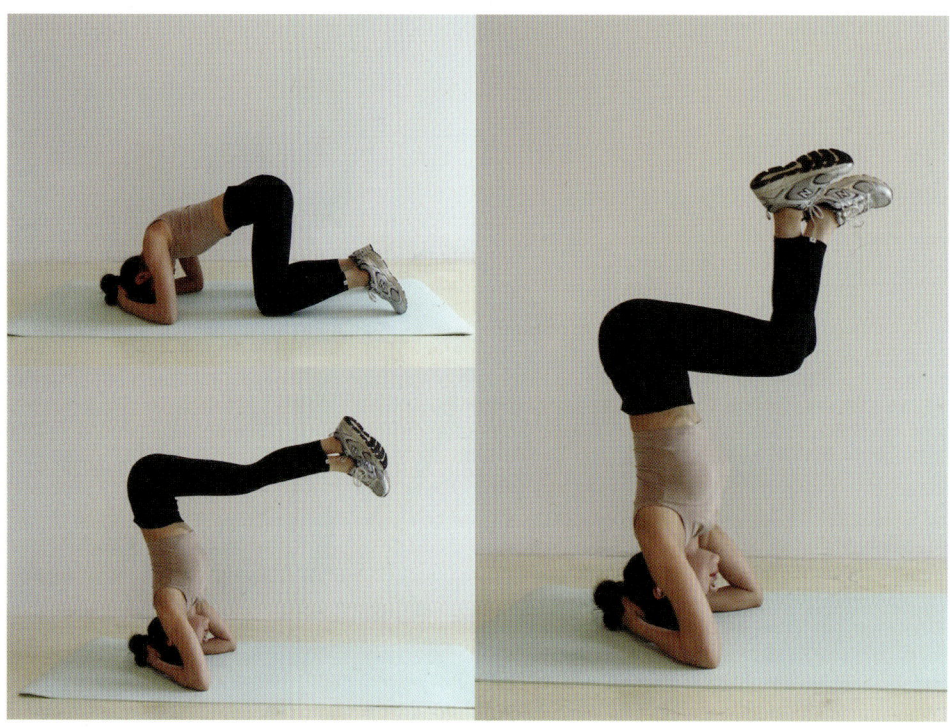

❶ 양 무릎을 바닥에 대고 앉은 후 양손으로 머리 뒤에 깍지를 끼고 숨을 들이마시며 정수리가 바닥에 닿도록 천천히 상체를 숙입니다.

❷ 숨을 내쉬면서 팔꿈치로 지지한 상태에서 복부에 힘을 주고 무릎을 들어 올립니다.

❸ 숨을 들이마시며 무릎을 접은 채 허벅지가 배 쪽으로 가까워지도록 몸을 접어줍니다.

❹ 숨을 내쉬면서 골반을 머리와 일직선이 되도록 정렬한 후 5~7초간 유지한 후, 숨을 들이마시며 원위치로 돌아옵니다. 3회 반복.

point
· 팔꿈치 간격이 벌어지지 않게 정삼각형을 유지합니다.
· 정수리가 바닥에 닿을 때 머리를 '지지'하지 말고 '바닥에 누른다'는 느낌을 유지합니다.
· 어깨의 힘을 빼고 목을 긴장하지 않는 릴랙스 상태를 유지합니다. 모든 동작은 천천히 진행해주세요.

다이어트 부스터 booster

관자놀이 & 두피 순환 + 유산소 루틴 ❷
두피 순환 점프 루틴

`두피·측두 림프 자극` `상체 순환` `유연성 향상` `머리 맑아짐` `혈류 촉진`

두피 순환 깨우는 관자 림프 지압

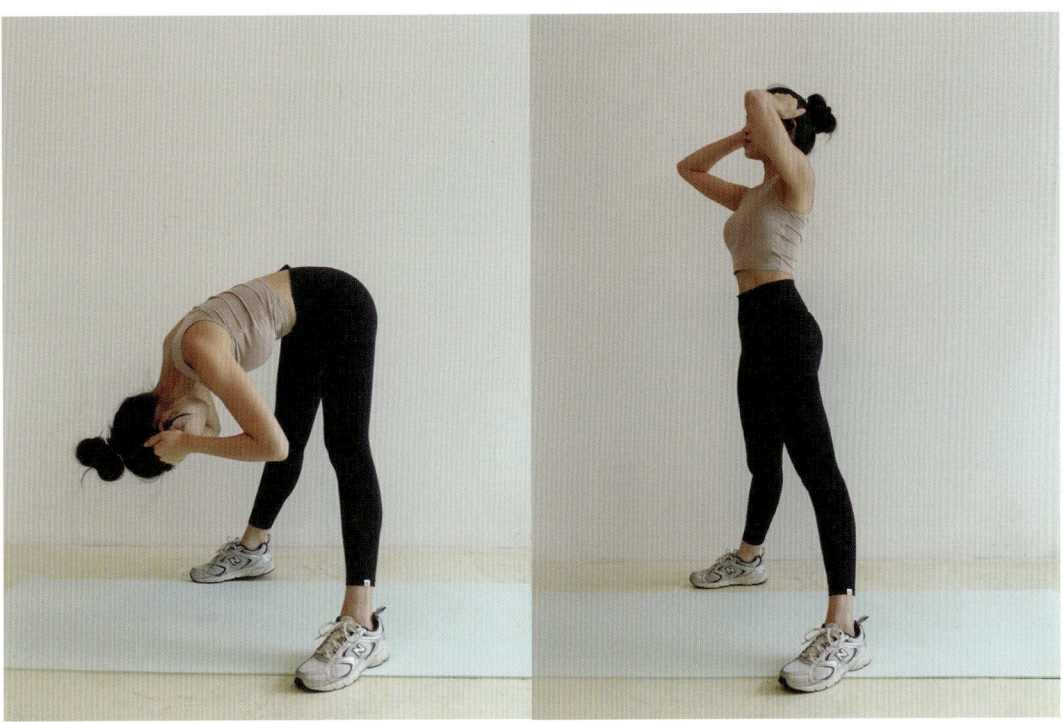

❶ 다리를 어깨너비보다 넓게 벌리고 선 자세에서, 양손으로 가볍게 주먹을 쥐고 관자놀이 림프절(귀 앞)을 지그시 누릅니다.

❷ 숨을 들이마시며 상체를 천천히 앞으로 숙입니다.

❸ 숨을 내쉬며 상체를 다시 세우면서 주먹을 유지한 채 관자를 자극합니다.

❹ 숙이고 일어나기를 5~6회 반복합니다.

point
- 주먹 압력은 부드럽게, 림프절을 눌러 이완하는 느낌으로 진행합니다.
- 목이 긴장하지 않도록 턱은 편하게 유지합니다.
- 일어날 때 피가 흐르며 머리가 맑아지는 느낌에 집중합니다.

전신 림프 흐름을 이어주는 순환 스트레칭입니다.

소요 시간 5분 / 난이도 중

`허리 긴장 완화` `체형 정돈` `가슴 열어 상체 림프 순환` `두피 혈류를 자극해 머리를 맑게`

체스트 오픈! 두피 순환

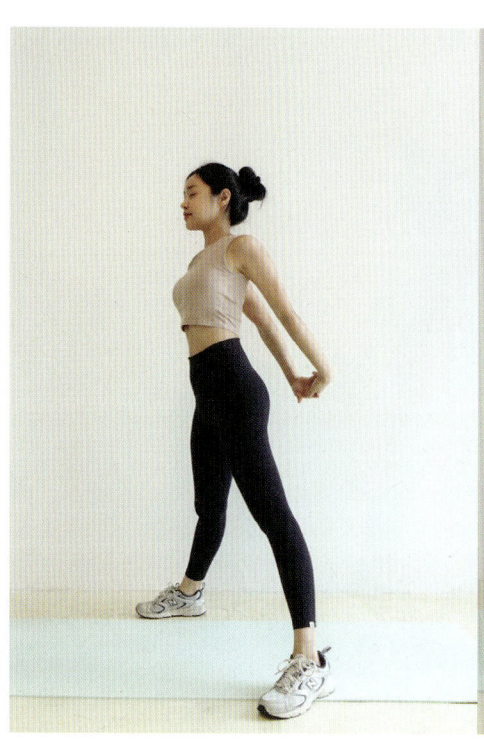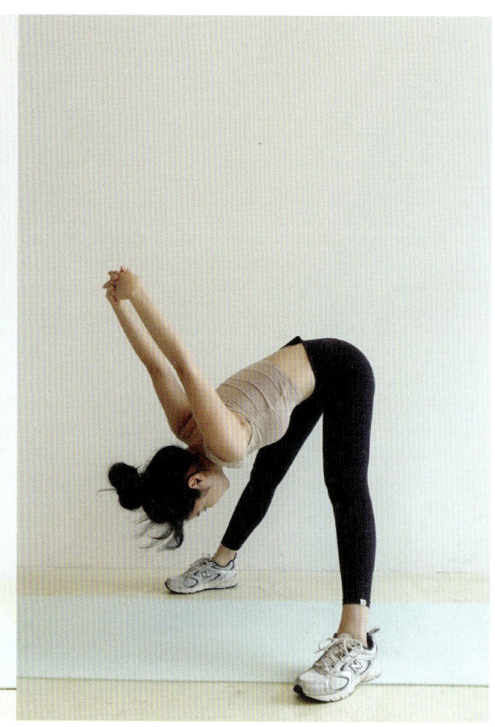

❶ 다리를 어깨너비보다 넓게 벌리고 바르게 섭니다.

❷ 양손을 허리 뒤로 깍지 끼고, 손을 아래로 끌어내리며 가슴을 활짝 엽니다.

❸ 숨을 들이마시며 척추를 길게 세우고 시선은 정면을 향합니다. 숨을 내쉬며 상체를 천천히 앞으로 숙이면서 팔은 위쪽으로 들어 올립니다.

❹ 관자놀이가 아래를 향하도록 숙이며 두피 혈류 순환을 느껴보세요.

❺ 5초간 유지한 후 올라오고 5회 반복. 2세트 진행합니다.

point
- 가슴을 여는 데 집중합니다.
- 두피 쪽 혈류가 몰리며 림프 흐름을 자극합니다.
- 무릎을 살짝 구부려 허리 부담을 줄입니다.

어깨 관절과 상체 림프 흐름 촉진   두피까지 혈류 자극으로 상쾌한 순환   목, 어깨, 팔의 릴리즈   헤드 셰이크 효과

순환 서클

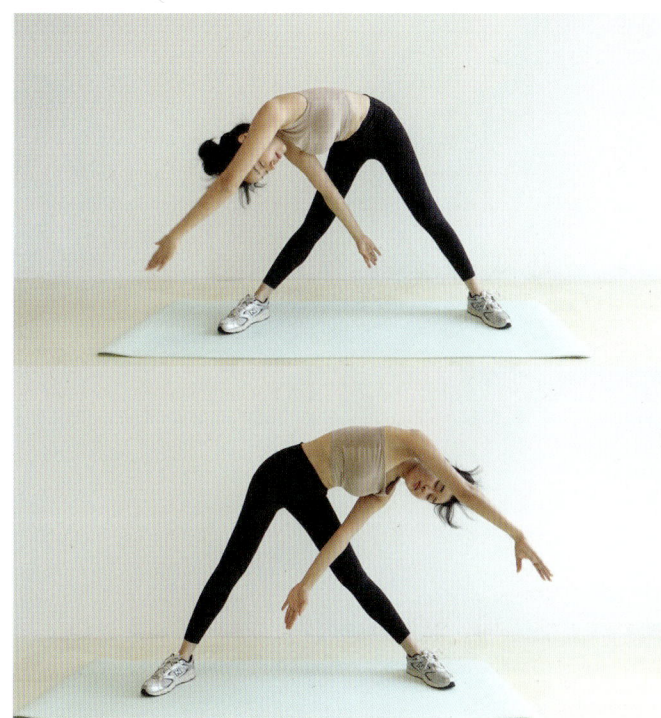

❶ 다리를 어깨너비보다 넓게 벌리고 서서 준비합니다.
❷ 양손을 가볍게 풀어 자연스럽게 교차하듯 회전시키며 상체를 숙입니다.
❸ 팔이 풍차처럼 앞뒤로 교차하며 큰 원을 그리도록 합니다.
❹ 머리는 손의 흐름에 따라 가볍게 흔들어 두피가 자극되도록 합니다.
❺ 8~10회 반복하며 움직임에 리듬을 실어줍니다. 2세트 진행합니다.

point
· 팔의 힘을 빼고 부드럽게 회전합니다.
· 손끝이 자연스러운 원을 그리며 교차하도록 합니다.
· 어깨와 목이 함께 풀리도록 상체를 유연하게 움직입니다.

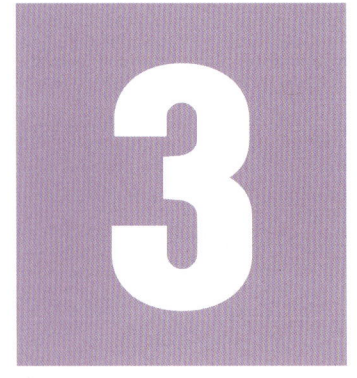

마무리 스트레칭

괄사 자극과 순환 스트레칭 이후 관자놀이와 두피 림프 흐름을 부드럽게 정리해주는 마무리 스트레칭 루틴입니다.

01 측두·후두 림프 회전 이완

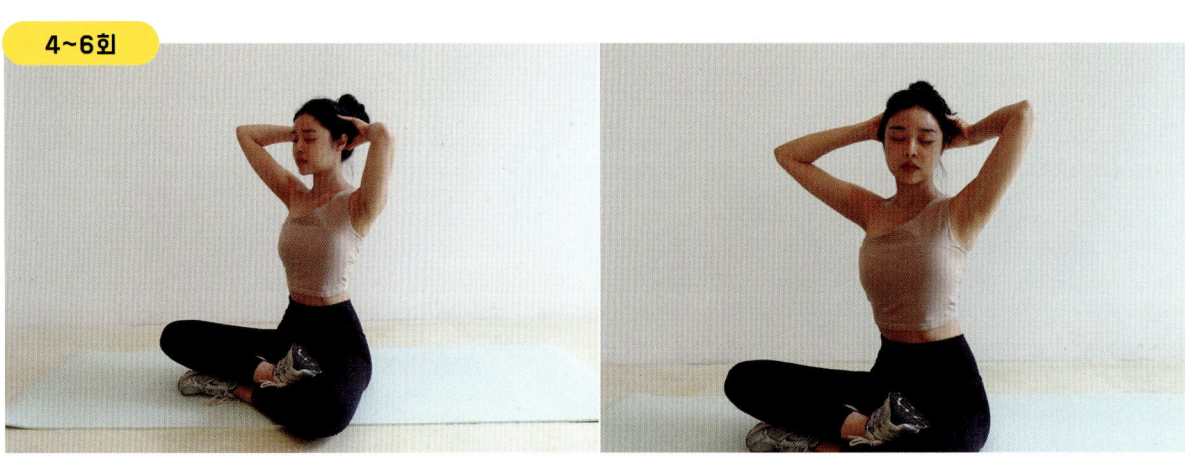

4~6회

❶ 편하게 앉은 자세에서 척추를 곧게 세웁니다.
❷ 손가락을 넓게 펼쳐 양손으로 측두부(관자놀이)와 후두 하근(귀 뒤 아래)을 감싸듯 누릅니다.
❸ 숨을 들이마시며 자세를 정렬하고, 내쉬며 머리를 왼쪽 → 중앙 → 오른쪽으로 천천히 돌리면서 손가락으로 림프절 부위를 지그시 자극합니다.
❹ 목의 긴장을 풀고, 손끝으로 끌어올리듯 자극을 반복합니다.
❺ 4~6회 반복합니다.

02 내 머리 위 릴랙싱 버튼

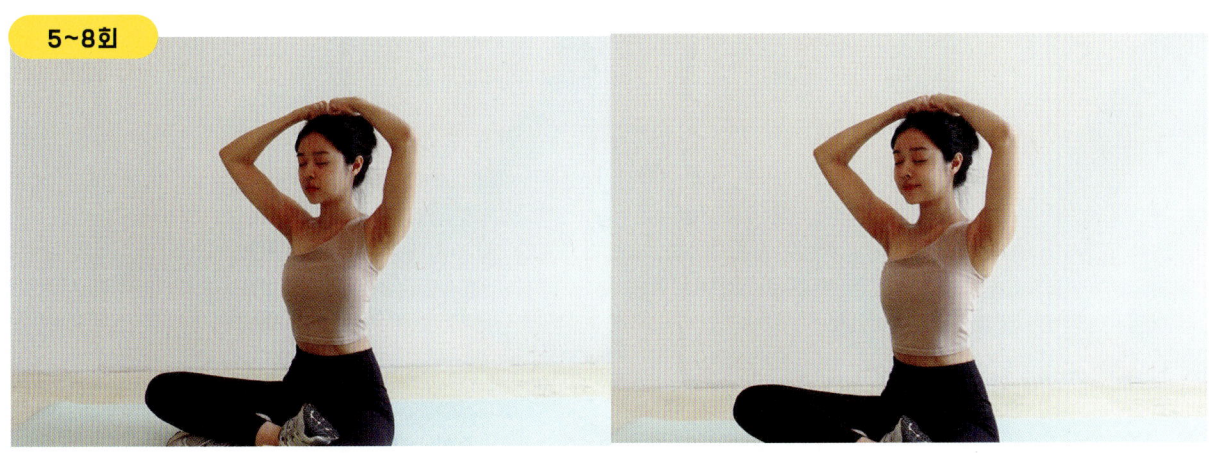

❶ 편하게 앉은 자세에서 양손을 살짝 주먹 쥐어 정수리 위에 감싸듯 올려둡니다.
❷ 정수리를 향해 지그시 눌러줍니다. 압력은 과하지 않게, 목이 압박되지 않도록 조절하세요.
❸ 3~5초간 눌러준 후, 손을 살짝 뗐다가 다시 눌러주며 반복합니다.
❹ 손가락 끝으로 정수리를 가볍게 톡톡 두드립니다. 두드릴 때는 과하게 압력을 주지 말고 통통 튀 듯이 리드미컬하게 진행합니다. 목과 어깨의 힘을 뺀 채 5~8회 반복합니다.

03 쇄골 림프 쓸어내리기

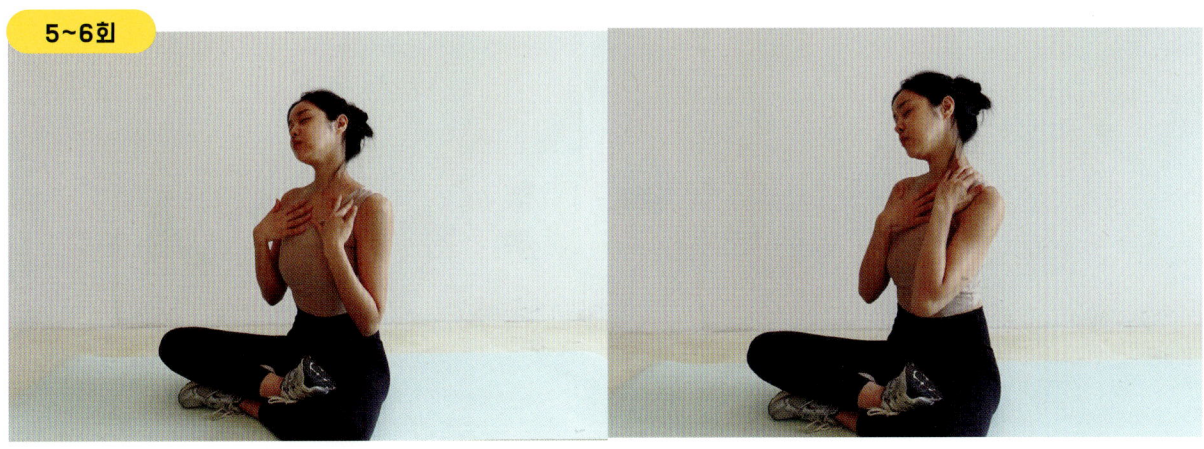

❶ 편하게 앉아 척추를 곧게 세우고, 양손 끝을 쇄골 위에 올립니다.
❷ 숨을 들이마시며 가슴을 부드럽게 들어 올리면서 자세를 정렬합니다.
❸ 숨을 내쉬며 귀밑부터 쇄골 중심 쪽으로 부드럽게 쓸어내립니다.
❹ 고개는 반대 방향으로 살짝 틀어 림프 흐름을 돕습니다. 5~6회 반복.

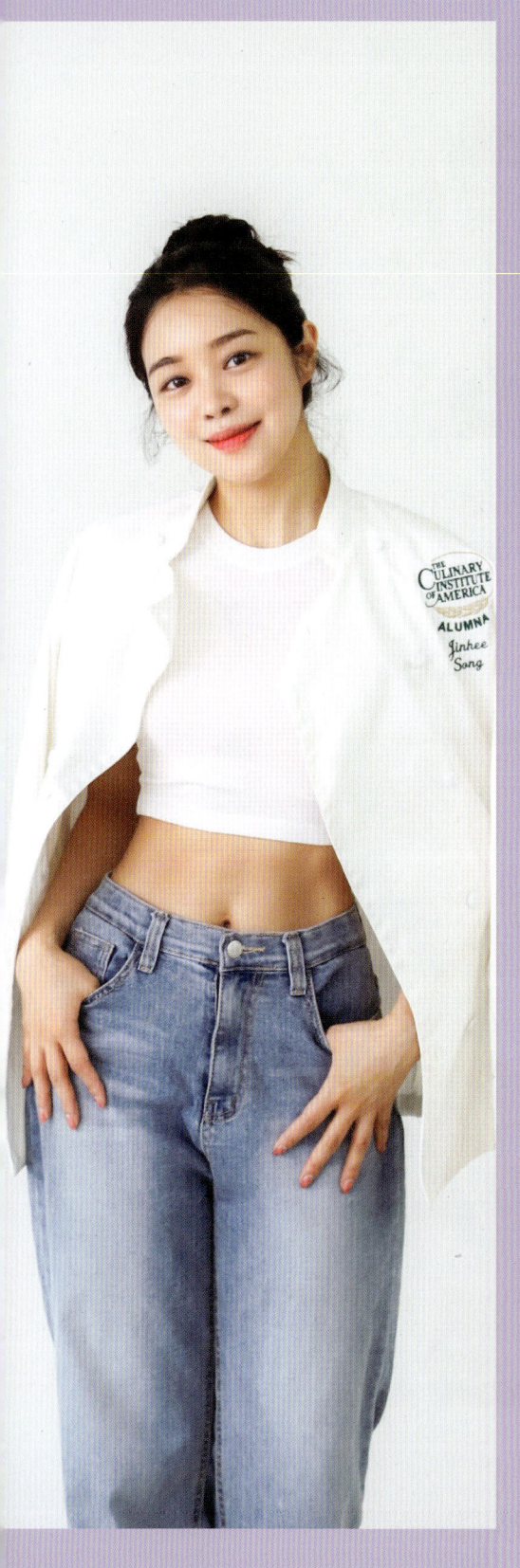

괄사와
함께 하면 더 좋은
여리여리해지는
다이어트 레시피

셰프의
가벼운 레스토랑

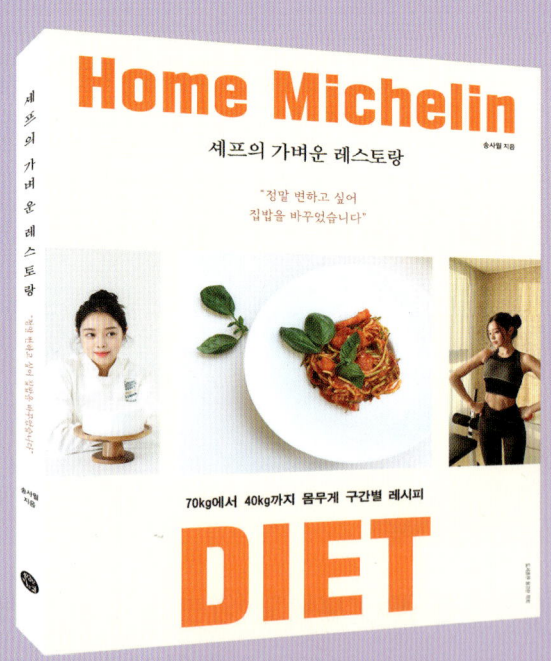

세계 3대 요리 학교 CIA 출신 저자의 몸무게별 맛있는 집밥 이야기